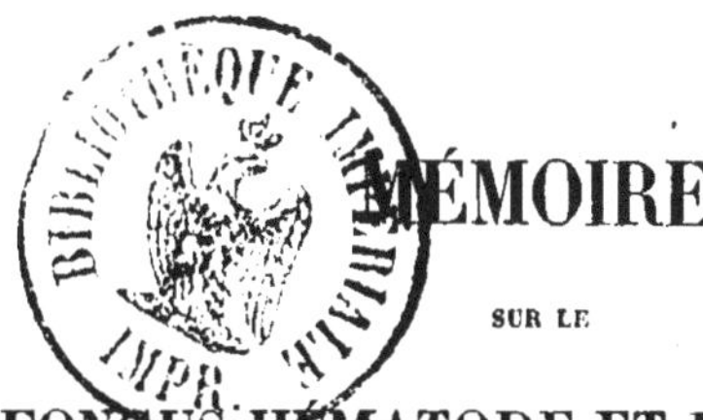

MÉMOIRE

SUR LE

FONGUS HÉMATODE ET MÉDULLAIRE

DE L'ŒIL,

ET SUR LES TUMEURS DANS LA CAVITÉ ORBITAIRE.

MÉMOIRE

SUR LE

FONGUS HÉMATODE ET MÉDULLAIRE

DE L'ŒIL,

ET SUR LES TUMEURS DANS LA CAVITÉ ORBITAIRE ;

Par le Docteur LUSARDI,

Médecin-oculiste de Paris, de S. M. l'ex-Impératrice des Français, Reine d'Italie; Docteur en Chirurgie des Facultés de Montpellier, de Duisbourg, Turin; du Collége royal de Médecine et Chirurgie de Barcelonne; de la Commission Médicale et Provinciale de Maestrich; Membre correspondant des Académies royales de Madrid, Cadix, Barcelonne, Saragosse, et des Sociétés Médico-Chirurgicales de Douai, Évreux, Tours, le Mans, Jaen, Bruges, etc.; Ancien élève du célèbre SCARPA; décoré de plusieurs Ordres, etc., etc., etc.

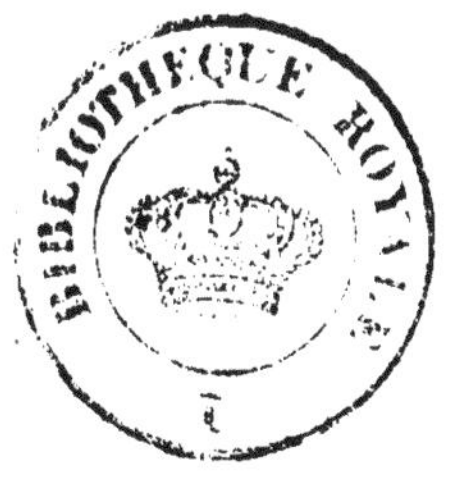

PARIS,

CHEZ L'AUTEUR, CITÉ D'ORLÉANS, N° 7,

ET CHEZ GERMER-BAILLIÈRE, LIBRAIRE, RUE DE L'ÉCOLE DE MÉDECINE, N° 13.

1846.

MONTPELLIER. — Typographie de BOEHM.

INTRODUCTION.

—

Ma première édition date de 1831. Depuis, j'ai pratiqué nombre d'autres opérations, que je consignerai à la fin de ce Mémoire. J'y ajouterai celles de tumeur au fond de l'orbite que dévie le globe oculaire, telle que celle de la petite Lysandre, de la ville de Tonneins, qui fut envoyée à Bordeaux par un médecin de la localité; mais on verra par sa lettre, que notre Esculape n'avait pas connu sa maladie. A Bordeaux on avait refusé de l'opérer ; alors on s'adressa à moi. Le résultat le plus brillant en fut la suite. Je devais pratiquer, une année auparavant, la même opération à Bruxelles. La jalousie s'en mêla, on l'opéra plus tard ; et quelle opération ont-ils exécutée ? L'extirpation de l'œil sain.

MÉMOIRE

SUR LE

FONGUS HÉMATODE ET MÉDULLAIRE

DE L'ŒIL (1),

ET SUR LES TUMEURS DANS LA CAVITÉ ORBITAIRE.

Observation sur la nature, l'origine et la marche du fongus hématode de l'œil.

Les opinions sont encore aujourd'hui partagées et indécises sur l'origine du fongus hématode et médullaire du globe de l'œil, ainsi que de ceux qui se forment sur d'autres parties du corps. Je ne puis rapporter que ce que mon expérience et mes observations m'ont appris, et le fruit de la lecture de livres publiés par des hommes justement célèbres. Le professeur *Maunoir* aîné, de Genève, est, selon nous, celui qui a le mieux décrit cette terrible maladie, dans son Mémoire qui a pour épigraphe:

---

(1) Ce Mémoire a été présenté à l'Académie royale de médecine; aucun rapport n'a été fait: *De invidiâ ocularium propriâ.* Il devait être publié, il y a quatre ans.

Pueris senibusque nocebit. Il a distingué avec clarté et précision ces deux affections, des autres désignées par plusieurs auteurs, sous des noms différens, tels que tumeurs sanguines, fongueuses, carcinomateuses, etc. Toutes ces cruelles maladies, malgré quelques analogies apparentes, portent d'ailleurs des caractères qui les distinguent suffisamment, pour leur assigner une place particulière et un nom spécial.

Le caractère distinctif du fongus hématode, soit accidentel, soit congénial, consiste dans une tumeur indolente, de nature spongieuse, inégale, d'une couleur pâle, sanguinolente, molle, s'écrasant facilement sous les doigts, formée, dans l'intérieur, d'une multitude de petites mailles en cellules remplies de sang, saignant par la moindre pression, se couvrant d'une croûte brunâtre, ridée et dure, et qui, en se ramollissant, occasionne souvent de petites hémorrhagies, après lesquelles la croûte ne tarde pas à se renouveler.

J'ai observé que, pendant la marche du fongus hématode, les ganglions lymphatiques qui avoisinent les carotides, et ceux de la mâchoire inférieure, sont engorgés sympathiquement. Le siége primitif du fongus hématode qui nous occupe, doit être, à ne pas en douter, dans les vaisseaux de la rétine, qui, par son artère centrale, et ses ramifications qui se distribuent à la membrane hialoïde et le corps ciliaire, propage la maladie à toutes les parties adjacentes. Nul doute que la dilatation de ces vaisseaux ne donne naissance au fongus hématode. A mesure que cette affection fait des progrès, les veines se prononcent davantage ; enfin, cet état, plus que variqueux, est plus ou moins susceptible de déchirement. La rétine change de couleur, ainsi que la choroïde, qui dégénère et se désorganise complétement. Tout le globe de l'œil devient le siége de fongosités sanguines qui forment une masse spongieuse, dont les cellules remplies de sang sont de diverses grandeurs ; à peine reconnaît-on alors l'organisation normale.

Tels sont les caractères distinctifs du fongus hématode ; il reste à savoir si cette maladie est locale, ou si elle intéresse la constitution en général. Elle sera locale, si l'affection provient d'un coup, d'une chute ; elle sera constitutionnelle, si elle se développe sans aucune cause ou signe apparent. Dans le premier cas, on peut espérer la guérison non médicale, mais chirurgicale; dans le second cas, il y aura peu d'espérance, quelques moyens que l'on mette en usage. Pourtant on a réussi, sinon à guérir complétement, du moins à arrêter les progrès de l'affection avant la désorganisation bien avancée.

M. Travers dit que le siége du fongus hématode, ou du cancer médullaire, est le tissu adipeux, situé derrière l'œil. Il se forme, dit-il, autour de l'œil, une tumeur sphérique extraordinaire, dont la cornée, frappée de mort, forme le centre, tandis que le fongus médullaire, affectant la substance du nerf optique, le globe de l'œil restait sain. A mesure que le fongus fait des progrès, elle fait saillie en avant, elle écarte les paupières, et les met dans un tel état de tension, que la base est comme étranglée. La matière du fongus hématode est sanguinolente, tandis que, dans le fongus médullaire, c'est une matière puriforme, comme le cerveau, qui laisse échapper une odeur fétide; que quand on veut extirper la tumeur, on ne peut la saisir ; elle laisse pénétrer l'érigne, comme dans la cervelle. Le fongus médullaire de l'œil est différent du fongus hématode et du cancer. Wardrop a décrit le premier ; Weller en fait très-bien la différence. Le fongus médullaire se rencontre souvent sur la retine, pour ne pas dire toujours. M. Panizza a dit qu'il pouvait aussi partir du corps fibreux de l'œil. MM. Bauer, Constat et Murhy le considèrent comme un parasite. Cette affection, le fongus médullaire, se montre plus souvent chez les enfans que chez les adultes, ainsi que nous venons de le dire.

Différence qui existe entre le fongus médullaire et le fongus hématode proprement dit.

Le fongus médullaire est la maladie la plus grave du globe de l'œil ; elle est plus difficile à guérir que le fongus hématode. Les caractères extérieurs qui les différencient sont si peu apparens, que le praticien le plus exercé dans la médecine oculaire, peut encore facilement être trompé (1). Le fongus hématode est le plus souvent une maladie locale dans son principe, provenant d'un coup porté sur le globe de l'œil, etc., tandis que le médullaire est constitutionnel et sans organisation apparente (2). L'un et l'autre sont plus fréquens chez les jeunes gens que chez les adultes et les vieillards. La nature organique du fongus médullaire a la plus grande analogie avec la substance cérébrale ; il prend sa source dans la partie nerveuse et médullaire, et se propage du nerf optique à la rétine, qu'il désorganise et qu'il fait dégénérer.

Tout l'intérieur du globe oculaire tirant son origine du système fibreux (3), cette dernière affection provient le plus souvent, non d'une réaction inflammatoire aiguë, mais d'une irritation chronique, et les mêmes formes morbides ne diffèrent

---

(1) Un professeur de Paris, des plus renommés, académicien, membre de l'Institut, a pris un fongus médullaire de la rétine pour une cataracte congéniale.

(2) Dans cet état de simplicité apparente, si des moyens pharmaceutiques et chirurgicaux sont mal dirigés, l'absorption se fait par le pus qui s'écoule du fongus ulcéré ; de bénin qu'il était, il devient malin, et marche à grand pas vers l'incurabilité.

(3) La rétine n'est pas, comme le pensent le plus grand nombre d'anatomistes et de physiologistes, une expansion du nerf oculaire. Je me propose de donner incessamment, à ce sujet, un essai anatomique et physiologique.

point dans l'œil de ce qu'elles sont ailleurs. Une inflammation lente précède évidemment le développement du fongus médullaire, qui, à l'œil, offre bien une marche particulière, modifiée par l'organe souffrant.

M. Maunoir dit : « Il n'est peut-être pas de tissu ou de fluide du corps humain, qui ne se retrouve, en tout ou en partie, dans les différentes tumeurs soumises aux recherches de l'anatomie pathologique. Il est donc assez rationnel de supposer qu'une tumeur quelconque n'est, dans la plupart des cas du moins, que le résultat de la déviation morbide de quelque fluide ou de quelque tissu, qui, accumulé et formant une masse contre nature, conserve encore, dans cet état, quelques propriétés qui décèlent son origine.» Plus loin, il dit : « Pourquoi le sang ou plutôt les vaisseaux sanguins, pourquoi la substance cérébrale, celle de la moelle épinière, des nerfs, seraient-elles exemptes de ces déviations extraordinaires ? Pourquoi ne donneraient-elles pas alors naissance à des tumeurs sanguines, vasculaires dans le premier cas, et réellement médullaires dans le second. »

Le fongus médullaire du globe de l'œil consiste principalement dans la dégénérescence du nerf optique, ou plutôt dans l'altération nerveuse. La forme de ce genre de fongus est plus égale, plus dure que le fongus hématode ; les malades se plaignent de douleurs plus fortes dans la première affection que dans la seconde.

Dans le fongus hématode, les fongosités ou lobes laissent échapper du sang noir, et dans le fongus médullaire, c'est une matière puriforme, d'une odeur extrêmement désagréable, ainsi que nous venons de le dire ; ce fluide excorie les joues et les ulcère, ce qui n'arrive pas dans l'écoulement sanguinolent de l'hématode. L'économie s'affaiblit évidemment plus dans le médullaire que dans l'hématode, et la mort termine plus vite les souffrances dans la première affection que dans la seconde, si on n'opère pas promptement ; et souvent encore fait-elle le désespoir du médecin et du malade, par ses progrès rapides ; enfin, on a souvent la douleur d'avoir accéléré la fin du malade, surtout si l'on a employé des moyens empiriques, comme caustiques ou autres substances irritantes.

Le fongus médullaire attaque plus souvent l'œil que d'autres parties du corps, et il est rare que l'affection se borne à un de ces organes, excepté si elle est purement locale, c'est-à-dire produite par une percussion sur l'œil, et, dans ce dernier cas, la maladie commence toujours à s'élever du fond de l'organe visuel.

Les enfans qui commencent à perdre la vue par cette affection, deviennent louches (strabisme), à mesure que la tache blanche, dans le fond de l'œil, augmente de grandeur. Si vous interrogez ces malheureux, ils vous disent que c'est la tête qui est douloureuse, et non l'œil affecté. Non-seulement la vue diminue, à mesure que la maladie fait des progrès, mais l'ouïe, l'organe du goût et celui de la parole se perdent également, et diminuent progressivement jusqu'à la fin de leur existence, qui arrive assez promptement.

Parmi les caractères extérieurs de cette affection, se présentent des signes qui sont communs aux scrofuleux : la peau blanchâtre et fine, la face bouffie; les ailes du nez ainsi que les lèvres, particulièrement la supérieure, grosses et tuméfiées; les angles de la mâchoire saillans et cylindriques. Si vous ouvrez la crâne, vous le trouverez ordinairement aminci du côté de la jonction des pariétaux avec le frontal; aucune altération n'est apparente dans les méninges; la couleur et la consistance de la substance cérébrale sort dans l'état normal, seulement une augmentation de volume à l'endroit correspondant de la selle turcique.

Une différence bien tranchée entre le fongus hématode et le fongus médullaire, c'est que la tache qui paraît au fond de l'œil, dans le premier, est de couleur noirâtre, tandis que, dans le second, elle est d'un blanc argenté (1).

---

(1) Je suis tombé moi-même dans l'erreur. A Rotterdam, en 1828, une demoiselle vint me consulter; on apercevait à travers la pupille un corps blanc que je pris pour une cataracte; je fus désabusé quand j'eus introduit l'aiguille : je rencontrai au fond de l'œil un corps blanc et dur qui craqua sous l'instrument, il était comme cartilagineux; c'était le commencement d'un fongus médullaire de la rétine.

Les causes de cette épouvantable maladie sont jusqu'à présent inconnues. Si on considère qu'elle n'affecte ordinairement que l'enfance, on est conduit à penser que la cause doit en être cherchée parmi les maladies qui sont propres à cet âge, et qu'elle est une dégénération des scrofules, assez fréquente dans certaines contrées humides, telles que la Flandre française et belge, surtout en Hollande. Aussi, les caractères extérieurs du fongus médullaire du globe de l'œil sont-ils ceux attribués aux scrofuleux, tels que nous les avons décrits plus haut. Le professeur de Pavie, Panizza (1), émet également l'opinion que c'est la maladie scrofuleuse qui produit l'affection terrible dont nous parlons. Cet habile docteur s'appuie sur des faits d'anatomie pathologique tirés de l'examen non-seulement de l'œil dégénéré, mais encore de celui des cerveaux de plusieurs enfans morts à la suite de cette cruelle affection. Il dit : « Après avoir considéré attentivement, recueilli et comparé tous les cas sur cette maladie, on n'est pas long-temps sans s'apercevoir qu'une maladie, toujours presque fatale comme le fongus médullaire ; une maladie qui n'exempte aucune partie tant externe qu'interne de notre organisation ; une maladie, qui, très-souvent, se manifeste sans cause occasionelle,

(1) *Annotazioni anotomico chirurgiche sul fungo midollare dell'orcchlo.* Pavia, 1821-1826.

et qui enfin altère la texture des parties qui ne sont plus reconnaissables, doive se réduire (malgré la différence de texture) à une dégénération de même nature. Elle doit avoir une cause générale prédisposante. »

Si on établit une comparaison des cas de cette affection avec les autres qui affligent notre machine, certainement on aperçoit une grande analogie entre les scrofules et le fongus médullaire ; c'est pourquoi je crois fermement que le fongus médullaire a, le plus souvent, pour cause prédisposante, l'état scrofuleux. Quant au vice scrofuleux lui-même, nul doute qu'on peut le considérer comme une affection générale apportée en naissant, ou qui survient pendant la vie, ou bien dans les premières années ; aussi, cette maladie a-t-elle été classée parmi les affections propres aux enfans et à la jeunesse ; cependant on a des exemples qu'elle s'est développée dans l'âge adulte et viril, et chez des sujets qui ont la fibre lâche, et d'un tempérament lymphatique. Hippocrate a dit (1) :

Ab anno autem decimo quarto ad quadragesimum secundum usque natum omnis generis morborum, ad annum sexagesimum tertium, neque strumaficent, neque calculus.

Lalouette (2) donne l'histoire d'une famille sur

---

(1) *Coæ. Prænot.*, 40-512.

(2) *Traité des scrofules.* Paris, 1780.

laquelle cette maladie se déclara à des époques différentes.

La variété des symptômes et des effets qui accompagnent les humeurs froides, avait porté les anciens à distinguer cette terrible maladie en scrofules bénignes, malignes et cancéreuses. Cette distinction nosologique se trouve confirmée dans les ouvrages d'*Ætius*, d'*Eginetta*, d'*Avicenne*, de *Claudini*, et dans ceux de presque tous les modernes, tels que *Bierchen*, *Charmeton*, *Kortum*, *Lepelletier*, *Monteggia*. Quoique *Bierchen* dise que les ulcères scrofuleux deviennent malins, parce que, le plus souvent, ils sont compliqués des virus syphilitique, scorbutique, arthritique, etc., cependant plusieurs autres auteurs, notamment Kortum, disent que le seul vice scrofuleux, invétéré et négligé, peut produire des ulcères d'un mauvais caractère, très-souvent cancéreux et bien peu guérissables.

Il n'est pas douteux que les tumeurs scrofuleuses, tant externes qu'internes, ne parviennent à la résolution, soit complète, soit incomplète, mais elles restent à peu près dans le même état ; c'est-à-dire, que ces tumeurs présentent à un plus ou moins fort degré, et périodiquement, des inégalités de la douleur, et finissent par s'enflammer de nouveau, se ramollissent et s'ulcèrent, et prennent enfin l'aspect d'un ulcère *mali-moris* carcinomateux, à bords tantôt durs, tantôt renversés, et laissent échapper une matière sanieuse et très-fétide.

Ces exemples sont encore confirmés par Plater, Murella Hill et Monteggia. Ce dernier dit que les scrofules malignes, tant sous l'aspect de tumeur que d'ulcération, s'approchent assez souvent de la mauvaise nature du chancre et du squirrhe, et qu'il est assez difficile de les distinguer. Ces sortes de complications sont assez fréquentes en Angleterre, en Hollande et en Lombardie.

D'après de pareilles données sur la diathèse scrofuleuse, nous pouvons affirmer, vu ces principes et d'après notre propre expérience, que le système lymphatique, qui est le siége le plus ordinaire de cette maladie, n'est pas toujours le seul affecté; que les os en sont quelquefois primitivement atteints, ramollis, dénaturés, tranformés en d'autres substances; que les muscles sont convertis en une substance stéatomateuse, ou d'autres dégénérations analogues; la peau, qui ne tarde pas à se ressentir de son influence, devient le siége de diverses croûtes herpétiques et autres. Enfin, les organes intérieurs, tels que ceux de la respiration, des sécrétions, souffrent bientôt sympathiquement. Mais, au milieu de ce grand état pathologique, le système nerveux et ses dépendances semblent rester intacts ou s'en moins ressentir. Ainsi donc, cette affreuse maladie peut attaquer chaque tissu isolément; car on a vu le système lymphatique lui-même jouir de cette singulière prédilection. Ce dernier fait se confirme par des exemples d'affection herpétique, chronique, ulcérée, occupant la presque totalité du système dermoïde, sans que la moindre grosseur ne se manifeste aux glandes du cou, etc.

Les praticiens, surtout les modernes, ont reconnu que les jeunes sujets, ou d'un âge moyen, du tempérament dit scrofuleux, sont quelquefois atteints de gonflement à un testicule ou à tous les deux à la fois, sans cause apparente ou connue; que les glandes lombaires et mésentériques deviennent d'un volume énorme (de la grosseur de la tête); que le système cutané, musculaire, osseux, comme nous l'avons déjà dit, ainsi que les viscères des trois grandes cavités, sont souvent désorganisés, ou au moins troublés dans leurs fonctions; qu'enfin la maladie scrofuleuse atteint le système sensitif ou nerveux, système qui a tant d'empire sur notre organisme.

A l'âge de puberté, la maladie scrofuleuse occasionne assez souvent de grands désordres dans les organes respiratoires, sans que, pour cela, elle décèle sa présence dans les glandes du cou, du mésentère, et autres parties du corps. Ces faits incontestables ont conduit à prouver que les tumeurs qui se forment sous les parois de la dure-mère, ont souvent pour origine la diathèse scrofuleuse.

D'après ces vérités, il semblerait raisonnable de dire, et c'est l'opinion de plusieurs écrivains, que lorsque l'affection scrofuleuse se déclare, il se développe progressivement une force vitale dans les parties les plus sensibles, et par conséquent les plus vives, celles surtout où se concentrent les mouvemens organiques, telles que le système nerveux et le cérébral ; c'est pourquoi, il n'est pas rare de voir, dans ces manifestations scrofuleuses, se déclarer des maladies qui leur appartiennent. De là, ce développement excessif de la masse cérébrale, développement qui rend compte de cette précocité énergique des facultés intellectuelles chez les sujets qui en sont atteints, de leur vivacité, etc. Mais, souvent aussi, ce développement anormal des sensations produit un effet contraire dans des sujets, surtout nés de parens malsains, susceptibles de transmettre à leurs enfans une telle idiosyncrasie, qui les dispose à cette affection scrofuleuse qui est accompagnée ou suivie d'une sérosité abondante, d'une sécrétion séreuse du système sanguin cérébral, et d'une inactivité dans les absorbans de ce viscère, d'où naissent des hydrocéphales, etc. Il est prouvé que l'hydrorachis et l'hydrocéphale sont fréquentes chez les fœtus et les nouveau-nés qui ont une telle disposition organique. *Lieutaud*, *Mangeto*, le grand *Morgagni*, et les Mélanges des curieux de la nature, en ont parlé avant nous; enfin, dans cet exposé, je crois avoir prouvé ou au moins expérimenté que l'affection scrofuleuse ne respecte aucune partie de notre organisation, que tantôt elle se concentre sous un seul point, et que tantôt elle envahit plusieurs systèmes à la fois, qu'elle les détériore et les transforme de mille manières.

Il est donc permis de croire, d'après toutes les connaissances que l'on a acquises sur la nature, la marche et les progrès de la maladie scrofuleuse, que le fongus médullaire de *Maunoir*, et d'autres dits fongus hématodes, sont presque toujours de nature strumeuse, qu'on peut appeler maligne. Tous les auteurs qui ont écrit sur le fongus hématode et médullaire, sont tous d'accord sur le point principal : que les sujets qui en sont atteints, sont habituellement d'une constitution faible, d'un aspect féminin et d'une complexion tout-à-fait scrofuleuse; enfin, si on peut s'exprimer ainsi, sont glanduleux.

Dans ses leçons, *Scarpa* donne un tableau tellement fidèle du fongus médullaire du testicule, qu'il est impossible de ne pas le distinguer des autres affections de cet organe. La dernière traduction de MM. *Fournier, Begin*, etc., donne des détails satisfaisans sur le fongus hématode de l'œil.

Comme je l'ai déjà dit dans le cours de ce Mémoire, tout état morbide, organique, de quelque genre qu'il soit, provient d'une augmentation vitale, d'un état phlogistique, qui altère les tissus, et souvent sans qu'aucun indice ne décèle sa présence, sinon quand la maladie est déjà trop avancée et toute prête à détruire les parties ; et si l'on considère de nouveau la marche lente et graduée du squirrhe, ses causes prédisposantes et occasionelles les plus fréquentes, comme les contusions, les suppressions périodiques, les pertes et autres anomalies (1), je suis dans la plus intime conviction que le fongus médullaire (et autres) commence par une inflammation interne. C'est aussi l'avis du docteur *Donegana.* D'après cette idée et selon l'observation, on peut expliquer de la manière suivante, les progrès physiologico-pathologiques qui ont lieu dans l'œil atteint ou menacé de fongus hématode médullaire; c'est probablement par les vaisseaux de la rétine, comme je l'ai dit dans le commencement de cet ouvrage, que l'affection se communique à tout appareil visuel; la maladie qui est bientôt transmise à l'humeur vitrée, arrive à la lentille cristalline, sans pourtant occasionner des désordres graves aux parties qui composent l'œil. Mais ensuite, le fluide morbide, continuant de s'accumuler, heurte la rétine et la pousse contre la pupille, qui devient alors opaque par l'effet du contact mécanique de l'une contre l'autre. L'irritation, communiquée à l'iris et produite par l'accroissement successif de la tumeur, concourt à réveiller, dans ses parties, une inflammation qui devient plus intense par le frottement de l'iris contre la cornée. Dans cet état toujours croissant, la cornée s'ulcère et laisse transsuder une humeur jaunâtre; alors la rétine paraît au contact de l'air et s'enflamme davantage;

(1) Les causes de l'inflammation glandulaire sont les plaies, la compression et surtout les irritations spécifiques.

c'est à ce degré pathologique que commence la dégénérescence ou fongus malin.

Je le répète, je ne suis pas éloigné de croire que ces progrès pathologiques sont souvent dus à une disposition scrofuleuse, ou bien alimentés par des vices inconnus ; mais, je donne exclusivement la préférence au premier, par la raison qu'une matière albumineuse et surabondante existe également dans les parties affectées de scrofules et dans les humeurs de l'œil malade.

D'après l'analogie interne de ces humeurs, on peut donc se rendre compte de celle non moins semblable qui existe dans le fongus médullaire, dans ses parties voisines ou éloignées, ayant le même aspect, molle, blanchâtre, cérébriforme, enfin, pareille à celle des scrofules du mésentère malade, de l'ovaire et du testicule. Selon cet exposé, on doit rester convaincu qu'il faut admettre, en principe général, un état primordial qui alimente une telle dégénération de l'œil, un principe scrofuleux, enfin, qui domine dans la tendre jeunesse. En effet, le produit de l'ophthalmie interne, qui n'est pas alimenté par un principe général, est si différent et si simple que, si cette inflammation de l'œil se termine par une opacité ou un épanchement d'humeur dans les membranes de l'œil, jamais il ne parvient à cette grave dégénérescence médullaire dont nous nous occupons, et ne détruit pas les autres parties ; au lieu que, quand une phlegmasie de l'organe de la vue est entretenue par un vice général ou constitutionnel, comme dans l'affection scrofuleuse, elle fait des progrès plus ou moins rapides, elle dégénère en une affection plus grave, comme le fongus médullaire. L'expérience a aussi démontré que, dans ce dernier cas, l'extirpation de cette cruelle maladie manque de succès, et qu'elle ne tarde pas à repulluler avec plus de malignité, enfin, qu'elle hâte la fin prématurée des pauvres malades. Si, dans ma pratique, j'ai obtenu quelques succès, je confesse ne les devoir qu'à l'état de simplicité dont j'ai parlé plus haut.

Réflexions et Observations.

Le globe de l'œil et les paupières m'avaient fréquemment présenté des tumeurs de différente nature, sans jamais m'être occupé ni des caractères qui peuvent servir à les distinguer, ni des noms que les auteurs leur ont imposés, lorsque, passant par Genève, à mon retour d'Italie, en 1820, j'eus l'avantage de m'entretenir avec M. le docteur *Maunoir*, qui me reçut avec beaucoup d'aménité, sous la recommandation du célèbre *Scarpa*. J'appris de ce chirurgien distingué les différences qui existent entre les diverses tumeurs de l'œil et de ses annexes. J'ai revu, dans son Mémoire (1), qu'il a bien voulu

---

(1) *Mémoire sur les fongus médullaire et hématode*; Genève et Paris, 1820.

m'offrir, quels sont les signes qui peuvent les faire connaître. Depuis cette époque, j'ai observé avec plus d'attention, et j'ai recueilli sur les fongus médullaire et hématode plusieurs observations qui ne sont pas sans intérêt, mais qui, malheureusement, ne confirment que trop bien une partie du jugement porté par ce chirurgien du premier mérite. En effet, sur plus de vingt opérations que j'ai eu occasion de pratiquer dans l'espace de quinze années, six seulement ont eu quelque succès. Je vais en offrir les détails, afin de pouvoir ajouter ces faits à ceux déjà connus.

FONGUS MÉDULLAIRE.

Ire Observation.

Dans la première année que je m'établis à Lille, un enfant des environs, âgé de huit ans, me fut amené par son père. Il portait au côté gauche de la face une tumeur d'un volume énorme. Examinée avec soin, je la reconnus pour être le globe de l'œil lui-même fortement dégénéré. On remarquait à sa partie antérieure une ulcération qui occupait la cornée transparente et l'iris. La sclérotique, servant d'enveloppe à presque toute la tumeur, présentait un abcès qui se déchirait par intervalle, laissant échapper le pus; puis se refermait jusqu'à ce qu'enfin il s'ouvrît de nouveau. Lorsque la tumeur était fermée, l'enfant souffrait beaucoup; il jetait des cris affreux quelques jours avant qu'elle ne perçât. La matière qui en sortait était un liquide purulent mêlé de sang.

Cette maladie reconnaissait pour cause productive un coup de poing reçu sur l'œil : il y eut extravasation de sang ; le globe devint douloureux, il augmenta progressivement, et acquit tant de volume qu'on fut obligé de le soutenir avec une bande.

L'opération étant jugée indispensable, je la pratiquai dans le mois de mars 1810, en présence du docteur Latour, l'un des praticiens habiles de la ville. L'opération fut faite sans de grandes difficultés : j'incisai l'angle externe des paupières, je dégageai la tumeur, de manière à pouvoir parvenir à sa base ; lorsque j'y fus, je la coupai en deux ou trois coups ; elle tomba sur la serviette que j'avais préalablement placée autour du cou de l'enfant. L'hémorrhagie fut peu considérable : de la charpie sèche, saupoudrée de colophane, fut seule introduite dans la cavité orbitaire ; elle y fut maintenue par un bandage approprié. Le premier pansement fut fait le troisième jour : la suppuration commençait à s'établir ; le cinquième jour il fut pansé pour la seconde fois. Je cessai alors de le voir, l'enfant n'ayant pu rester plus long-temps à la ville, vu la pénurie des moyens pécuniaires de son père ; il la quitta sans m'adresser le moindre remercîment, *récompense très-simple et fort ordinaire dans l'exer-*

cice de la pratique. Deux ans après, j'eus occasion de revoir le père, qui, d'après mes désirs, m'amena son enfant; je vis avec plaisir que la guérison était complète. Les soins qu'on lui avait donnés n'avaient pas été bien grands; on s'était borné à le laver avec de l'eau tiède et à le panser avec de la charpie sèche, ainsi qu'on me l'avait vu faire les premiers jours.

Anatomie pathologique de la tumeur.

Le globe de l'œil, du volume d'une grosse pomme de grenade, était très-dur, bosselé sur ses parties latérales et ulcéré antérieurement. Partagé en quatre parties, je trouvai un grand nombre de poches remplies d'une matière gélatineuse, sanguinolente et de consistance différente.

IIe Observation.

Me trouvant dans le département de l'Aisne, au mois de décembre 1817, je vis, à l'hospice civil et militaire de Laon, un ancien artilleur, âgé de 56 ans, portant une énorme tumeur formée par le globe dégénéré, qui lui faisait éprouver des douleurs continuelles très-vives. Engagé par M. *Cousin,* chirurgien de l'hôpital, vivement sollicité par le malade, je tentai l'ablation de la tumeur. Comme les paupières en couvraient la moitié, je fus obligé de les disséquer, et de les relever pour pouvoir porter mon instrument au fond de l'orbite. Ce ne fut qu'avec beaucoup de peine que je pus parvenir à l'entière ablation de la partie affectée. Le malade perdit une grande quantité de sang dans le moment de l'opération et dans la nuit suivante.

Les pansemens furent confiés à M. le docteur *Cousin*, qui m'écrivit que la tumeur avait reparu, et qu'elle était devenue plus grosse que jamais, deux mois après l'opération, et que, dans le courant du neuvième mois, la mort avait mis fin aux souffrances de ce malheureux.

Anatomie pathologique de la tumeur.

L'œil avait acquis le volume de la tête d'un enfant nouveau-né; il était ulcéré dans toute sa partie antérieure, et il en découlait une suppuration abondante et infecte, mêlée à beaucoup de sang. La base était grosse comme le poing, et la cavité orbitaire était extrêmement dilatée. L'intérieur de la tumeur était formé par une matière purulente très-fétide.

IIIe Observation.

Lors de mon séjour à Vesel, en Westphalie, je pratiquai sur une petite fille, âgée de 10 ans, l'opération d'une tumeur oculaire, grosse comme un œuf de dinde, ayant une base très-petite. Une incision à l'angle externe des paupières, deux coups de bistouri pour détacher la paupière, et un seul coup au fond de l'orbite pour détacher les bases, suffirent pour la faire tomber avec facilité.

Aucun accident ne suivit l'opération, et, trois ans après, je reçus une lettre du médecin de la maison, m'annonçant que l'enfant était parfaitement guérie, et qu'on pourrait, par la suite, placer sur le moignon du fond de l'orbite un œil artificiel.

Anatomie pathologique de la tumeur.

Les différens caractères que nous avons observés dans la dissection de la première tumeur, se retrouvaient dans celle-ci. On y voyait cette substance gélatiniforme qu'on rencontre presque constamment dans les affections de cette nature.

IVe Observation.

La fille Carette, âgée de 19 ans, de la commune de Bouy, département du Pas-de-Calais, me fut présentée pour une tumeur qu'elle portait à l'œil gauche. Son volume équivalait à peu près à la tête d'un fœtus de six mois. L'opération étant jugée nécessaire, je la pratiquai, en suivant la marche précédemment indiquée, en présence de M. *Cuvillier*, chirurgien en chef de l'hôpital d'Arras. Ce praticien voulut bien se charger des pansemens; et, par deux lettres qu'il m'écrivit, il m'annonça que la fille Carette avait suivi le traitement que j'avais prescrit, et qu'après plusieurs accidens inflammatoires, heureusement combattus, la malade fut parfaitement guérie, quarante-cinq jours après l'opération.

Anatomie pathologique de la tumeur.

Son aspect extérieur était jaunâtre, uni et sans ulcération : elle renfermait une substance médullaire et graisseuse, ramassée en mamelons ; quelques-uns de ceux-ci avaient une consistance cartilagineuse qui renfermait une matière médullaire et sanguinolente. Mais le phénomène le plus extraordinaire, ce fut une pelote de cheveux ou poils frisés qui se trouva au côté antérieur et externe de la tumeur, renfermés dans une enveloppe membraniforme.

FONGUS HÉMATODE.

—

Ve Observation.

Quelque temps après avoir pratiqué l'opération précédente, je vis à Saint-Pol, département du Pas-de-Calais, une femme nommée Decroix, âgée de 28 ans, présentant une tumeur que l'on jugea ne pouvoir être détruite que par l'opération ; en conséquence, je la pratiquai en présence de M. le docteur *Jussy*, qui se chargea des pansemens, et qui eut la complaisance de me faire connaître que l'entreprise a été couronnée d'un succès complet.

Anatomie pathologique de la tumeur.

Elle était molle, spongieuse, s'écrasant facilement sous les doigts, formée, dans l'intérieur, d'une multitude de petites mailles remplies de sang.

VIe Observation.

La femme Gourmet, âgée de 27 ans, de Saint-Priest, département de l'Isère, vint me consulter à Lyon, en 1819 ; elle portait une tumeur grosse comme une noix, au grand angle de l'œil gauche, au-dessus du muscle orbiculaire des paupières ; elle présentait des pulsations visibles à l'œil nu, et diminuait par la compression. La seule incommodité que cette femme éprouvât, était de ne pouvoir ouvrir librement la paupière supérieure. Cependant elle avait consulté plusieurs hommes de l'art, qui tous avaient refusé de lui faire une opération. Je ne fus pas arrêté par les craintes de mes confrères ; j'ouvris la tumeur d'un seul coup de bistouri, et presque aussitôt il en sortit une quantité de sang si grande, qu'on aurait pu croire à la lésion d'une artère assez volumineuse ; ce ne fut qu'avec beaucoup de peine que je parvins à arrêter l'hémorrhagie, avec l'eau de Rabel, acide sulfurique alcoolisé.

A la levée du premier appareil, qui eut lieu le troisième jour, il en sortit une aussi grande quantité de sang qu'à l'opération. Cette hémorrhagie ne céda ni à l'application de la charpie saupoudrée de colophane, ni à l'eau de Rabel; je commençais à me repentir d'avoir tenté l'opération, lorsqu'il me vint à l'idée d'introduire, au deuxième pansement, un gros morceau de nitrate d'argent, qui, en se fondant, cautérisa les parties, et produisit une escharre qui s'opposa à toute hémorrhagie ultérieure. Bientôt la suppuration s'établit, et, après un mois de traitement, la malade était parfaitement guérie.

En 1824, j'ai publié dans les *Archives de médecine*, les observations que l'on vient de lire; aujourd'hui je peux ajouter deux autres cas. Le premier s'est présenté à la Haye, sur une demoiselle âgée de 13 ans (1); cette jeune personne, qui portait sur l'œil droit un fongus hématode d'une grosseur assez considérable, mourut trois semaines après l'opération. La nature et le caractère de cette hypertrophie pathologique de l'œil étaient les mêmes que ceux des fongus hématodes ci-dessus décrits. Je ferai remarquer que cette malheureuse enfant a éprouvé des douleurs de la tête et du fond

(1) Voyez la fig. 1, Planche 1.

de l'orbite plus fortes que celles qu'elle ressentait avant d'être opérée.

La seconde observation est celle de la petite Pauline (1), âgée de 3 ans seulement ; elle portait un fongus médullaire du globe de l'œil gauche, avec commencement de même affection de l'œil droit. Cette opération que j'ai pratiquée dans les premiers jours de juillet, à Rennes, à l'hôpital de Saint-Yves, en présence de MM. les docteurs *Rapatel*, *Perier* et *Duval*, médecins et chirurgien de cet Établissement, a été suivie de plusieurs autres (2).

Après dix jours de traitement dans cet hôpital, la petite malade partit pour son pays, à quelques lieues de Rennes ; je recevais de ses nouvelles deux fois par semaine. Lors de son départ, la suppuration était de bonne nature ; la fièvre, qui s'était manifestée douze heures après l'opération, avait cessé ; l'appétit, qui avait disparu les premiers jours, avait repris son empire.

Cette affection existait depuis neuf à dix mois.

État pathologique.

Je fendis les deux paupières à l'angle externe,

---

(2) Voyez la planche 4, fig. 1.

(3) J'ai opéré, entre autres, une femme cataractée, âgée de 47 ans, accouchée depuis peu et nourrissant son enfant. Avis à celles qui craignent de se marier après la quarantaine, parce qu'elles croient ne pas avoir d'enfans après cet âge.

pour avoir plus de facilité à pénétrer au fond de l'orbite, près du nerf optique, avec un bistouri convexe ; je coupai circulairement ce dernier au niveau du trou orbitaire, et j'emportai cette masse, de nature cérébriforme : une partie était blanchâtre, une autre lardacée et un peu plus ferme que dans d'autres points. Tous les muscles étaient compris dans cette tumeur dégénérée, et tenaient à elle par un tissu cellulaire lâche ; le nerf optique seul avait conservé sa dureté ordinaire ; la sclérotique qui, dans l'état naturel, est aussi très-dure, était beaucoup ramollie. La tumeur était environnée d'une masse graisseuse, molle et adhérente aux parties adjacentes ; enfin, toutes les parties de de l'œil étaient difficiles à distinguer et formaient un tout presque homogène (1).

L'œil droit n'était pas enflammé, la pupille plus dilatée que dans l'état normal. Sur l'iris, on apercevait quelques lignes de vaisseaux rouges ; à travers la pupille on remarquait, au fond de l'œil, une tache blanche (2). Nul doute que c'était la rétine, en partie désorganisée. Cependant, la vue n'était

---

(1) Voyez planche 4, figure 1 *bis*.

(2) J'ai rencontré, il y a deux ans, à Rotterdam, la même tache chez une jeune fille. Je la pris d'abord pour une cataracte capsulaire ; mais l'introduction de l'aiguille me prouva le contraire. L'œil droit était atrophié.

Commencement de la même maladie de l'œil gauche.

pas totalement anéantie ; mais l'enfant paraissait souffrir. C'est à l'âge de quinze ans que la même tache commença à être distincte, tandis que ce n'était que depuis neuf à dix mois que celle de l'œil droit avait commencé à paraître.

OBSERVATION

Extraite de la Thèse de M. Bauer.

L'enfant Pierre Hérion, de Schœnau, enfant âgé de 4 ans, était vif, alerte, doué de beaucoup d'esprit pour son âge, et bien constitué sous le rapport physique. Jamais, depuis sa naissance, sa fonction visuelle n'a été troublée : c'est, du moins, ce qu'assura sa mère. Mais bientôt après l'inoculation de la vaccine, lorsque l'enfant avait atteint l'âge de neuf mois, la mère apercut, dans la pupille de l'œil droit, une tache jaune de la grosseur d'un grain de millet ; cette tache ne parut exercer aucune influence défavorable sur la vision ; son origine ne put être attribuée à aucune cause appréciable ; aucun phénomène morbide ne l'avait précédée. Elle gagna rapidement en étendue, tellement qu'au bout de trois semaines elle occupait toute la pupille, et interceptait le passage aux rayons lumineux. Les choses restèrent à peu près trois semaines dans cet état. Après cet intervalle, l'œil gauche, qui était resté intact, fut pris de la même affection que celui du côté opposé, et le jeune malade devint totalement aveugle.

C'est à cette époque qu'il fut admis à la clinique chirurgicale. Il avait alors un peu plus d'un an.

Lors de la première visite, on observa au fond de l'œil droit, vers l'insertion du nerf optique, un corps trouble d'un jaune verdâtre ; la pupille, dilatée et immobile, en était entièrement masquée. Du reste, ni la couleur de l'iris, ni la couleur du globe de l'œil ne présentaient la moindre anomalie. Le corps qui troublait la pupille de l'œil gauche, avait une teinte plus grisâtre ; il était plus retiré vers le fond de l'organe ; la pupille était dilatée, immobile, et la vision tout-à-fait annulée, ainsi que cela avait lieu pour l'œil du côté opposé.

Dans cet état, les deux yeux simulaient absolument des cataractes ; et un oculiste expérimenté, qui se trouvait par hasard à la visite, s'en laissa imposer par l'apparence. Cependant la santé générale de l'enfant ne fut point troublée ; son développement physique continua, et les deux yeux restèrent pendant long-temps dans l'état que nous venons de décrire.

Au printemps et en été de 1821, lorsque le petit malade avait 3 ans et demi, on vit, de temps à autre, survenir des inflammations aux deux yeux. Les deux paupières se collèrent l'une à l'autre ; il y avait beaucoup de chaleur, une soif vive et continue, et une transpiration abondante à la tête. C'est alors aussi que l'état de l'œil droit empira ; le corps opaque qu'on y remarquait, gagna en étendue, prit une couleur d'ambre et un aspect sillonné; bientôt il vint à traverser la pupille et à remplir la chambre antérieure. L'œil augmenta de volume ; la sclérotique prit une teinte livide ; la cornée se troubla peu à peu, et finit par devenir tout-à-fait opaque ; elle était incessamment poussée en avant par le corps qui se développait dans l'intérieur de l'organe visuel. La conjonctive se tuméfia ; des vascularités nombreuses s'y développèrent et vinrent s'étendre jusque sur la cornée, qu'elles recouvrirent d'une espèce de réseau. Bientôt l'œil, qui continuait à grossir, sortit de l'orbite en refoulant les deux paupières, l'une en haut et l'autre en bas. Pendant ce temps, le corps trouble de l'œil gauche s'était transformé en une masse jaunâtre, de grise qu'elle était; la surface en était devenue sillonnée et comme granuleuse: cette masse remplissait la chambre postérieure et refoulait en avant l'iris qui avait perdu sa contractilité. La cornée n'était pas encore troublée, et le globe oculaire avait son volume ordinaire. Vers la fin de l'été, le malade se plaignit fréquemment de douleurs dans l'œil ; ces douleurs étaient si fortes qu'elles l'empêchaient de dormir. L'appétit était faible, la soif continue. Au mois de novembre, l'œil droit avait gagné considérablement en volume, et faisait fortement saillie hors de l'orbite. De sa surface suintait un ichor sanieux assez abondant, qui irritait la paupière inférieure. Une masse rouge et spongieuse s'élevait de la partie supérieure et externe du globe, et faisait éprouver au doigt qui l'examinait, *la sensation trompeuse d'une fluctuation*. La face interne de cette masse présentait un endroit ulcéré, qui se couvrait souvent d'une croûte jaunâtre lorsque l'enfant ne frottait pas l'œil; cette croûte n'adhérait pas fortement, et se trouvait toujours emportée par la sanie qui venait la détacher. La cornée de l'œil gauche n'était pas encore altérée; mais elle jetait un certain éclat argentin. La masse qu'on observait dans la chambre postérieure, avait une couleur d'ambre; sa surface était sillonnée et simulait une agglomération de petits ganglions ; elle traversait la pupille qui était dilatée, et dont on n'apercevait plus qu'un cercle noir extrêmement étroit, et elle venait faire saillie dans la chambre antérieure, en poussant le reste de l'iris en avant, surtout inférieurement. Tout autour de la cornée on observait un cercle blanchâtre, opaque. Le globe de l'œil parut avoir diminué dans tous ses diamètres, et s'être retiré vers le fond de l'orbite. Dans la conjonctive de la sclérotique, on aperçut quelques vaisseaux sanguins.

Plusieurs moyens furent employés durant le cours de cette maladie, mais sans le moindre résultat, comme on pouvait bien s'y attendre. Convaincu de l'incurabilité du mal, mais cédant aux instances des parens, le professeur fit l'extirpation de l'œil droit, le 23 novembre. L'opération ne présenta rien de particulier ; aucun accident grave n'en fut la suite;

et, au bout de six semaines, la plaie était presque entièrement cicatrisée.

L'œil extirpé était encore enveloppé de sa sclérotique, et n'avait point précisément augmenté de volume; l'augmentation apparente de son volume avait seulement été déterminée par la masse spongieuse qui occupait la partie supérieure et externe du globe, et dont nous avons parlé plus haut. Le tissu cellulaire du pourtour de l'œil était mou et sans traces de désorganisation ; les muscles de l'orbite n'avaient pas éprouvé d'altération non plus. La structure de la sclérotique ne paraissait pas changée; seulement elle était couverte par la masse spongieuse à l'endroit déjà signalé; on pouvait parfaitement bien distinguer son mode d'union avec la cornée. Celle-ci avait perdu toute sa transparence, et ressemblait entièrement, pour l'aspect, à la sclérotique. En fendant le globe oculaire dans la direction du nerf optique (près de l'insertion duquel on observait un agrégat de substance noire particulière), on le trouva rempli d'une masse brune, jaunâtre, granuleuse ; celle-ci paraissait liée par un tissu cellulaire très-fin; elle s'écrasait facilement sous le doigt, et contenait dans son intérieur de petites concrétions sablonneuses, reconnaissables au toucher et par leur bruit sous le couteau. Ces espèces de graviers se trouvaient en plus grande abondance vers l'entrée du nerf optique, et constituaient en cet endroit un corps gris, noirâtre, de la grosseur d'un petit haricot, et formé principalement de phosphate de chaux et d'une matière animale. La masse de l'intérieur de l'œil, dont la structure n'était rien moins que médullaire, fut détachée avec précaution de la sclérotique; on vit alors vers la partie supérieure et externe de cette membrane, un endroit très-aminci et comme perforé, d'où la tumeur spongieuse avait pris son développement. Cette dernière tumeur contenait dans son intérieur de la matière encéphaloïde, et ne paraissait être dans aucun rapport de liaison avec la masse contenue dans l'intérieur du globe. On ne pouvait plus reconnaître aucun tissu dans l'œil, si ce n'est une portion de choroïde qui se présentait sous forme d'une lamelle noire enveloppée par la masse brune jaunâtre, laquelle semblait s'être glissée entre la choroïde et la sclérotique.

Après cette opération, l'œil gauche resta à peu près une quinzaine de jours dans l'état que nous avons décrit plus haut. Dans la troisième semaine, il parut encore plus aplati et plus retiré dans l'intérieur de l'orbite qu'auparavant. La pupille était davantage tiraillée en dedans, et l'iris ne se reconnaissait plus qu'à un petit cercle noir qui entourait la pupille ainsi déformée. La cornée était aplatie, mais elle avait conservé sa transparence, et permettait de voir la masse médullaire, dont la couleur était celle de l'or mat, et qui, sans avoir précisément augmenté de volume, selon les apparences, s'était avancée davantage. Le cercle blanc et opaque qui entourait la cornée, s'était agrandi et avait pris l'aspect de ce qu'on nomme l'*annulus senilis* chez les vieillards. L'œil resta dans cet état jusqu'au commencement de janvier 1822, où l'enfant quitta la clinique.

Lorsque, le 22 janvier, le même garçon reparut à la clinique, on vit une tumeur spongieuse s'élever à l'endroit non cicatrisé de l'œil qui avait été opéré. Cette tumeur s'était tellement emparée des deux paupières, que celles-ci formaient en quelque sorte, un rempart à l'entrée de l'orbite. L'œil gauche ne présentait pas de changement bien appréciable ; cependant le cercle blanc parut encore plus opaque, et l'œil semblait s'être retiré davantage. A l'angle de la mâchoire inférieure du côté gauche, on remarqua une tumeur dure ; ce n'était probablement qu'une glande lymphatique engorgée. La santé générale de l'enfant était considérablement dérangée ; il n'avait plus l'esprit aussi éveillé ; l'appétit lui manquait, il avait beaucoup de soif, souvent de la chaleur, la tête lourde, une grande tendance au sommeil.

Dix jours après, le 2 février, la tumeur avait déjà fait des progrès terribles, principalement tout autour du bord de l'orbite ; la peau qui la recouvrait avait une teinte livide. Il y avait quatre grandes saillies fongueuses qui sortaient de l'orbite, et dont la principale occupait l'angle externe de l'œil ; elles saignaient facilement par le contact, et souvent spontanément ; il s'en écoulait un ichor sanieux qui érodait la paupière inférieure. L'œil gauche était toujours dans le même état. Plusieurs glandes engorgées se remarquaient à la tête et au cou. L'enfant se plaignait de douleurs dans l'orbite du côté droit ; il était fort sensible et pleurait fort souvent. Quoiqu'il n'eût pas encore maigri beaucoup, on ne put cependant pas méconnaître la présence d'une petite fièvre hectique. Le développement de la tumeur se faisait d'une manière très-rapide, surtout vers la partie externe de l'orbite ; on le pansa avec le baume de *Locatelli*.

Vers la fin d'avril, le fongus avait acquis un volume énorme ; le malade était faible, il avait maigri ; son appétit était presque nul, et il passait la plus grande partie du temps tranquillement dans son lit.

Un mois plus tard, la tumeur était devenue presque aussi volumineuse que la tête ; elle occupait le devant de l'orbite, descendait jusqu'à la mâchoire inférieure, couvrait toute la moitié droite du nez, et s'étendait jusque derrière l'oreille droite. Elle sécrétait une sanie dont l'odeur infecte rappelait celle d'un corps animal en putréfaction. Le malade n'avait plus que la peau sur les os ; cependant, ses facultés intellectuelles s'étaient conservées intègres, et il n'y avait pas non plus de symptôme comateux.

Le 8 juin, enfin, vers le soir, il mourut subitement dans un état d'épuisement complet, après avoir encore parlé peu de minutes avant sa fin.

Le 9 au soir, on sépara la tête du tronc, et, comme le professeur de clinique, M. *Chélius,* était absent, on la mit dans l'alcool jusqu'à la matinée du 12, où l'on procéda à l'examen anatomique.

Après avoir ouvert le crâne et incisé la dure-mère, on souleva les lobes antérieurs du cerveau, et on remarqua une tumeur qui était placée entre la dure-mère et les parois osseuses de la cavité crânienne. Cette tumeur, autant qu'on en pouvait juger par le premier aspect, couvrait la voûte orbitaire du frontal, la lame criblée de l'ethmoïde (antérieurement), les petites ailes du sphénoïde (près de leur base), et s'étendait jusqu'à la selle turcique. Le volume des nerfs optiques était de beaucoup diminué; leur aspect était d'un gris rougeâtre, tirant sur le noir; leur intérieur ne consistait que dans une masse gélatiniforme. Les autres nerfs de l'orbite n'offraient point de traces d'altération; mais ils étaient évidemment plus grêles, plus faibles que dans l'état normal.

Lorsqu'on eut enlevé le cerveau, on vit que l'extrémité arrondie de la tumeur s'étendait jusque dans la fosse cérébrale moyenne. On incisa la dure-mère, on la sépara avec précaution de la tumeur qu'elle recouvrait, et à laquelle elle était fortement adhérente; la tumeur était d'une consistance molle, et ressemblait presque à de la bouillie. En la soulevant de dessus la voûte orbitaire, on trouva que la table osseuse était usée et percée de tout petits pertuis par lesquels venaient des filamens très-grêles (peut-être des vaisseaux sanguins), se rendre dans le fongus. Celui-ci communiquait avec l'orbite à travers la fente sphénoïdale.

On emporta ensuite la portion orbitaire du frontal droit, afin de poursuivre l'examen du nerf optique. Ce nerf avait dans l'orbite le même aspect que nous avons déjà indiqué plus haut ; sa gaîne ne renfermait aucun liquide (du moins lors de l'autopsie) ; il était atrophié ; il n'avait pas une ligne de diamètre, et se présentait sous la forme d'un faisceau de fibres médullaires , faiblement liées ensemble. Près de son entrée dans la cavité orbitaire et sur son côté interne , on vit quelques points noirâtres. Le nerf lui-même se terminait subitement dans la tumeur, en offrant un léger renflement à son extrémité.

Tout l'orbite était rempli par la tumeur qui en avait écarté les parois dans tous les sens. En beaucoup d'endroits , la surface osseuse était dénudée et cariée , surtout vers l'angle externe de l'œil. La partie orbitaire de l'os zygomatique était complétement détruite. Le reste de cet os était poussé en avant, et son apophyse frontale pénétrait librement dans la tumeur. L'ouverture ainsi produite par la destruction d'une grande partie du zygomatique, avait permis au fongus de pulluler par là , et de prendre un développement prodigieux dans la région temporale. Le périoste qui restait était sain , ainsi que les bouts restant des muscles de l'œil.

Quant à l'œil gauche, il était fortement rétracté dans l'orbite, il était petit et atrophié. Le nerf optique était dans l'état que nous avons déjà indiqué plus haut. Lorsqu'on eut fendu l'œil dans la direction du nerf, on vit que la chambre antérieure n'avait point totalement disparu ; pour toute iris, il n'y avait plus qu'une petite lamelle d'une teinte sale, derrière la cornée. Le milieu du globe de l'œil était rempli par une masse d'un blanc jaunâtre, qui contenait beaucoup de concrétions pierreuses, pareilles à des grains de sable : cette masse était immédiatement enveloppée par un reste de choroïde, qui y pénétrait un peu antérieurement, et qui était reconnaissable à sa couleur noire. Le corps vitré et le cristallin avaient entièrement disparu.

Le cerveau ne présentait aucune lésion organique, seulement les parties desquelles les nerfs optiques tirent leur origine, parurent-elles moins développées que dans l'état normal ; cette particularité était surtout frappante du côté droit.

—

DIFFÉRENS CAS DE FONGUS HÉMATODE DE L'ŒIL,

Avec un Essai sur les deux espèces de ce mal et sur le cancer de l'œil;

PAR ALEX. H. STEVENS, d. m.,

Chirurgien de l'hospice de New-York, médecin-consultant au dispensaire de New-York, et lecteur de la chirurgie clinique;

Traduit de l'anglais, par le Dr LUSARDI.

Ire OBSERVATION.

Une négresse nommée Isabelle Johnson, âgée de 37 ans, entra à l'hospice de New-York, pour s'y faire traiter d'un fongus hématode qui s'avançait hors de l'orbite de l'œil gauche. Cette tumeur forgetait sur la plus grande partie de la joue, et s'étendait latéralement depuis l'aile gauche du nez jusqu'à la tempe gauche. Sa partie la plus saillante est de trois pouces et demi du bord de l'orbite; sa circonférence, mesurée aussi près de la figure que possible, est de neuf pouces. Elle est modérément dure, et nullement douloureuse au toucher; à l'intérieur elle est couverte d'une peau enflée, mais saine; l'intérieur en est tendre, luisant, transparent et parsemé de protubérances à peu près de la grosseur d'une dragée, ayant l'apparence d'être couvertes par la conjonctive. On voit un grand nombre de vaisseaux sanguins se ramifier sous elle. Le nez est excorié par la pression. La partie antérieure et la plus saillante du fongus est dans un état d'ulcération ; une peau livide, ressemblant à du pus desséché, la couvre en partie, et l'on aperçoit des taches d'un pourpre foncé à la place où cette peau est usée par le frottement. La tumeur est irrégulièrement tuberculée ; les bords en sont retournés. Elle ne saigne pas facilement. La prunelle, en partie couverte par la paupière supérieure et inférieure et poussée hors de son orbite, est très-aplatie par devant et par derrière, mais nullement plus large. Elle occupe la partie supérieure et extérieure de la tumeur dans laquelle elle est enclavée, nonobstant quoi elle est susceptible de petits mouvemens volontaires. La partie supérieure de la cornée qui est visible, est aplatie et presque transparente. La rétine et l'iris ne découvrent aucune altération organique. La première est cependant insensible au toucher ; la seconde est immobile. Le diamètre de la pupille est égal à environ la moitié de la cornée. La sécrétion des larmes n'est point interrompue ; les glandes sub-maxillaires du côté gauche sont très-enflées. Il y a aussi une tumeur glanduleuse au-dessous de l'articulation gauche de la mâchoire inférieure. Ces nœuds sont mobiles, et, comme la tumeur principale, insensibles au toucher. La patiente est tant soit peu comateuse ; elle éprouve, principalement vers le soir, une douleur qui prend son origine derrière la tête, et s'étend jusqu'à la tempe gauche, ce pour quoi elle a pris de la teinture d'opium. Elle est maigrie depuis peu de temps ; les menstrues ont été régulières. L'œil droit est entièrement sain. Elle prétend qu'il y a environ six ans que son œil gauche faiblit, après une attaque de rougeole ; qu'une année après il commença à enfler, et que six mois avant son entrée à l'hôpital, la tumeur était de la grosseur d'un œuf. Cependant l'œil malade conserva la faculté de voir. Lorsque la patiente eut été informée que l'opération de la tumeur était hasardeuse, et que le succès en était très-incertain, elle répondit qu'elle la préférait à l'attente d'une mort certaine.

Le 7 mars, la tumeur est sensiblement augmentée depuis le dernier rapport. La cornée est plus opaque, et la partie ulcérée plus large que le 3 du courant. Quelques gouttes de sang coulèrent de l'endroit où le pansement avait adhéré.

Les chirurgiens, dans une consultation, ayant décidé que l'opération était nécessaire, je la commençai par une incision libre, à partir de derrière le bord externe de l'orbite. Après cette incision, je promenai le scalpel autour de la partie inférieure de la base du fongus, jusqu'au grand angle interne de l'œil, puis sous la voûte de l'orbite, jusqu'au grand angle externe, divisant la conjonctive palpébrale de la paupière supérieure, et laissant l'intérieur intacte ; en séparant la tumeur de la joue, le sang partit de plusieurs artères avec une telle impétuosité, qu'il fut nécessaire d'accélérer l'opération; en même temps, la prodigieuse extension du fongus démontra l'impossibilité d'une parfaite séparation des parties malades. En promenant le scalpel autour de la partie postérieure, la tumeur fut promptement détachée de ses connexions ultérieures en dedans de l'orbïte. Une boulette de charpie fut placée sur les vaisseaux saignans, et la cavité de l'œil en fut aussi remplie. La patiente étant alors dans un état de syncope, on la coucha sur le plancher, et on lui fit prendre un peu de vin. Aussitôt qu'elle eut repris ses sens, la paupière supérieure fut détachée, et le pansement tenu parfaitement serré par un bandage monoculeux sur la surface divisée.

Dissection de la tumeur.

Plusieurs parties d'os furent retirées avec la tumeur. Les humeurs de l'œil, toutes ses tuniques, et le nerf optique, paraissaient dans un état naturel. La masse de la tumeur, depuis sa séparation, consiste en une substance compacte, d'une couleur jaune clair, ressemblant à la partie médullaire du cerveau et à la substance interne de la colonne vertébrale. Il y a aussi plusieurs cavités remplies d'une substance inorganisée, de la couleur de paille, ayant l'apparence d'une crême qui a été trop cuite. Une section latérale à travers les taches noires, dans l'intérieur de la tumeur, a découvert un amas de vaisseaux sanguins, livides à l'extérieur, et devenant graduellement plus vermeils à la profondeur de trois quarts de pouce, où ils se perdent dans la portion jaune de la tumeur.

Le deuxième jour, une légère hémorrhagie prit place après l'opération. Elle fut arrêtée par la pression.

Le troisième jour, la patiente éprouve tant soit peu de fièvre, autrement elle est confortable.

Le quatrième jour, l'opérée s'est très-bien portée depuis le dernier rapport. Les menstrues ont été naturelles, la plaie est diminuée, les glandes sub-maxillaires sont plus petites. Ensuite l'état de l'opérée s'améliora, et elle passa six mois en assez bonne santé. A l'expiration de ce terme, il était évident que la tumeur revenait, quoiqu'elle fût capable de présider à ses occupations ordinaires. Les glandes sub-maxillaires et parotides étaient considérablement augmentées, et elle se plaignait de la douleur que la tumeur lui faisait ressentir alors (octobre 1818). La position de cette pauvre créature est réellement épouvantable. La tumeur est aussi grande qu'avant l'opération, et d'énormes grosseurs se sont aussi formées du côté gauche de la joue et du cou.

IIe Observation.

Le fils de M. G***, âgé de 3 ans, se plaignit de douleurs au-dessus de l'orbite de l'œil gauche, qui furent accompagnées d'une légère irritation permanente. Un séton fut pratiqué dans le cou. L'on employa des préparations mercurielles et antimoniales, parce que les médecins crurent d'abord que c'était une hydrocéphale. Peu de temps après, cette opinion prit encore plus de force par la chute de la paupière de l'œil gauche, la dilatation de la pupille et la perte graduée de la sensibilité dans la rétine.

Le 10 avril, quand je le vis pour la première fois, le globe de l'œil était entièrement obstrué par la paupière supérieure, qui était détendue, enflammée et légèrement œdémateuse. Ayant soulevé la paupière, le globe me parut tant soit peu élargi; d'ailleurs, excepté la dilatation de la pupille, l'œil était dans son état naturel, mais évidemment poussé hors de son orbite. L'angle formé par le nez et la joue était presque détruit depuis le canthus interne, moitié de la distance, jusqu'à la partie inférieure du septum. Un fluide âcre, inpénétrable à l'air, coulait doucement par la narine gauche. L'usage de tous médicamens fut suspendu, et le séton fut ôté. La paupière gauche fut conservée moite par l'application des émolliens.

Le 17 avril, toutes les apparences malades ayant augmenté, et les paupières étant détendues, il fut jugé à propos d'évacuer les humeurs aqueuses. Par conséquent, il fut pratiqué une petite piqûre au travers de la cornée, à peu près à la distance d'une ligne du ligament ciliaire; le côté de l'instrument resta en contact avec l'iris. Pendant l'écoulement du fluide aqueux, cette membrane se contracta, et, après l'opération, la pupille se rétrécit jusqu'à la moitié de son diamètre primitif.

Le jour suivant, la blessure de la cornée n'était plus visible ; le globe de l'œil et la pupille avaient recouvré leur première grandeur.

Le 22, l'œil était tellement sorti de sa cavité, que, quoique la paupière eût beaucoup cédé, elle ne put couvrir entièrement le globe, qui était éloigné de son orbite à une distance égale de son diamètre naturel. Une substance d'un gris argenté, vue au travers de la cornée, semblait occuper la partie antérieure et postérieure de la cavité de l'œil, et incliner en avant, poussant l'iris devant elle, jusqu'à faire craindre la rupture de la partie supérieure de la cornée. J'en ai fait la cristalline lenticulaire rendue plus opaque par l'inflammation occasionnée par la pression de la tumeur, et par la même cause ci-dessus décrite. La lentille et toutes les humeurs de l'œil furent évacuées par l'introduction d'un couteau à cornée (*cornea knife*) derrière le ligament ciliaire, tiré par le côté opposé, et disposé de manière à diviser la circonférence de la cornée. Une tumeur poussée à travers la narine gauche, au-delà du septum, inclinait du côté droit. La paupière supérieure était excoriée. Le volume pendulum palati semblait être poussé en avant ; les glandes sub-maxillaires et parotides étaient enflées. Elle fut enlevée de la même manière que dans le cas précédent, les parens ne voulant pas laisser examiner sa connexion avec les parties intérieures de la tête. Cette tumeur n'était certainement pas aussi grande que le fongus hématode de la négresse, et paraissait être, au toucher, de la même consistance que la médullaire du cerveau, plus particulièrement la partie qui est placée dans l'orbite. La texture de l'œil était totalement désorganisée ; de petites escharres des os de l'extérieur de l'orbite y adhéraient. Une incision faite à travers la partie basse et intérieure de l'orbite, avait fait un passage pour la partie adjacente de la tumeur dans le septum gauche du nez ; excepté dans les circonstances ci-dessus mentionnées, l'organisation de la tumeur était semblable à celle de la négresse.

IIIe Observation.

J'avais été prié par un médecin attaché à une maison de charité, de visiter une femme de moyen âge, qui, depuis plusieurs années, souffrait d'une tumeur qui s'était élevée de l'orbite gauche. Elle lui avait fait perdre l'usage de l'œil droit. La grosseur de cette tumeur était moindre que celle d'un œuf. L'escharre progressive en avait séparé une partie. Les apparences extérieures étaient en tout semblables à celles d'Isabelle Jackson. Une opération fut proposée, mais elle fut différée à cause de la grossesse de la malade. On la fit cependant avec succès cinq mois après. Elle nourrit elle-même son enfant pendant six mois ; mais ensuite elle fut obligée de le sévrer, et supporta alors l'opération de la tumeur, qui était augmentée de moitié. Cette opération fut faite par le docteur *B. H. Akerley*.

Dissection de la tumeur.

On ne remarqua pas d'abord au-dessous de la partie extérieure de la tumeur des taches de couleur pourpre, formées par un amas de vaisseaux, et ressemblant à une partie d'animal qu'on aurait violemment meurtrie avant sa mort, ce qu'on a pu remarquer dans l'opération sur Jackson. Mais la masse consistait en une substance de consistance crêmeuse. Il s'était formé à la partie supérieure deux coagulations de sang, de la grosseur d'une noisette. Les membranes de l'œil étaient distinctes. Une quantité prodigieuse de pigmentum nigrum, d'une substance noirâtre, occasionnée par la maladie, se ramassa non-seulement dans la rétine et les parties contiguës, mais encore dans le nerf optique, de trois quarts de pouce d'étendue. En un mot, ce nerf parut dans un état normal.

Il ne se présenta pas d'autres circonstances aggravantes durant l'espace de six mois. Cependant, vers la dernière partie de cette époque, il se forma au-dessous de la partie inférieure de l'œil gauche une petite tumeur mobile, non sujette à aucun changement de couleur, et n'occasionnant aucune douleur. La santé de cette pauvre femme s'affaiblit de jour en jour ; elle maigrit, et ses traits prirent une couleur noire. Elle n'était pas étique, mais elle souffrait des symptômes ordinaires de la cachexie carcinomateuse. Des tumeurs analogues à celles de la figure se formèrent sous les aisselles et dans l'aine ; elles devinrent d'une grosseur prodigieuse avant sa mort, qui arriva huit mois après l'opération.

On ne peut tirer aucune idée consolante de tous ces détails. L'occurrence de la maladie, différent sur quelques points de la cause primitive, dans les deux derniers exemples, est trop remarquable pour la passer sous silence. L'on peut naturellement conclure que la maladie n'est pas locale, et qu'elle offre une raison assez forte au médecin, de borner ses vues à rendre plus douces les approches de la mort dont il ne peut sauver son malheureux patient.

Nota. Dans ces deux cas, le mal était du côté gauche ; était-ce accidentel ?

Il paraîtra évident, d'après les exemples ci-dessus, que le fongus hématode affecte l'œil de différentes manières. Il en est de même du cancer. N'ayant trouvé aucune méthode de classer ces maladies, je proposerai la suivante :

FONGUS HÉMATODE. — PREMIÈRE ESPÈCE.

La prunelle est lisse, couverte par la conjonctive ; la tumeur est unie et non ulcérée. Par exemple, chez le deuxième sujet, la surface de la tumeur est tuberculée, les bords sont tournés en sens contraire. La partie la plus saillante est couverte de taches d'un noir livide, partiellement cachées par la sécrétion de la surface ; par exemple, chez le premier sujet.

CANCER. — PREMIÈRE ESPÈCE.

C'est une excroissance en forme de chou-fleur, avec des bords tournés en sens contraire, s'élevant de la conjonctive. Si elle est examinée avec attention, sa base paraîtra petite. Cette tumeur peut être amputée avec succès dans presque tous les cas. La deuxième espèce est une affection cancéreuse, partant non loin de l'œil, et s'étendant jusqu'à lui.

CONCLUSION.

Nous devons, d'après les détails ci-dessus, être persuadés qu'un grand nombre de maladies ont pour base une inflammation, qui, de l'état aigu, passe insensiblement à celui de chronicité, ce qui doit nécessairement conduire à un traitement approprié à chacun de ces états. Or, dans le premier cas, et dans l'affection qui fait le sujet de nos observations, la méthode curative doit être purement antiphlogistique, c'est-à-dire, celle qui réprime l'afflux trop abondant du sang vers la partie affectée ; traiter ensuite la cause primitive par des remèdes internes, antiscrofuleux et autres, appropriés à la cause principale de l'affection. Mais, dans les cas déjà avancés, c'est-à-dire, ceux où le fongus médullaire commence à être visible au fond de l'œil, lorsque la désorganisation est prononcée, l'opération, au lieu de guérir la maladie, contribue au contraire à l'exaspérer.

Il existe des circonstances, lorsque le fongus médullaire, en particulier celui de l'œil, survient dans la tendre jeunesse, et que l'affection scrofuleuse suit les progrès et le développement vital des parties affectées, précisément le système nerveux cérébral, particulièrement celui d'où se découvrent les caractères d'une constitution scrofuleuse, et en ceci même avant la naissance, où il se forme et s'accumule des sérosités telles que l'hydrocéphale scrofuleuse, des tumeurs scrofuleuses dans la dure-mère, ainsi que dans le cerveau, du même genre, et même quelques parties de celui-ci dégénèrent en une masse scrofuleuse, comme nous l'avons déjà dit. Ainsi on ne sera pas surpris si la constitution scrofuleuse dominante développe une altération particulière dans le cerveau et les parties voisines, telles que l'œil, d'autant plus que le fongus médullaire a les mêmes caractères très-marqués de la constitution scrofuleuse, et que, pour cela, l'œil est exposé à plusieurs maladies décrites dans les ouvrages *ex professo*. *Scarpa* et *Wardrop* disent, et avec raison, que le fongus hématode commence à avoir son origine au fond de l'œil, à l'entrée du nerf optique et sur la rétine; quelquefois encore il suit la trace jusqu'au cerveau dont le tissu se trouve alteré, et ils assurent que, même aussitôt qu'on l'aperçoit au fond de l'œil, la maladie est hors des ressources de l'art, par le motif que le nerf optique et ses enveloppes se trouvent infectées et désorganisées plus loin que le fond de l'orbite, et peut-être jusqu'à la base du cerveau : pour cela l'opération, au lieu de tronquer les racines de la maladie, contribue, au contraire à l'exacerber davantage. Cette manière de penser de *Scarpa* viendrait à l'appui de mon opinion : c'est que très-souvent telle affection ne commence pas à la rétine, mais dans le nerf optique, dans le crâne et dans le système cérébral, et après, gagne le nerf et la rétine, et s'étend aux autres parties de l'œil. Les douleurs de tête qu'éprouvent le plus souvent les individus atteints de cette affection, viendraient à l'appui de mon opinion. Il me semble qu'il serait assez raisonnable de conclure que le fongus hématode de l'œil attaque presque toujours le cellulaire, les os, les muscles, celui de l'œil, les vaisseaux de la rétine, et que le fongus médullaire a son siége dans le système nerveux du cerveau, dans les *corps striés aux talamis optiques*, dans la troisième paire de nerfs cérébraux et aux nerfs optiques. Ne pourrait-on pas aussi supposer que le fongus médullaire de l'œil peut commencer, tantôt dans le cerveau, et de là se propager au nerf optique et à la rétine; d'autres fois de celle-ci au nerf optique, au cerveau, où est la constitution scrofuleuse dominante qui produit et alimente cette maladie. Voilà pourquoi on a regardé l'opération de cette affection comme inutile et même dangereuse, par l'irritation qu'elle peut porter au nerf optique, aux parties voisines du cerveau, et accélérer la mort de l'individu.

Il est difficile de voir rien de plus affreux que cette maladie, lorsqu'elle est arrivée à un aussi haut degré de développement. Le malade est en proie à des douleurs atroces; il tombe dans un état de marasme qui finit par l'entraîner. Assez souvent la maladie se propage au cerveau; le malade devient sourd, et il meurt sous l'influence des ravages cérébraux.

Cependant, nous pouvons assurer, d'après nos observations et notre expérience, qu'à ce degré même cette affection n'est pas toujours incurable, si l'on opère à temps opportun. Je le répète ici, si on a quelquefois lieu de blâmer l'audace de quelques opérateurs, très-souvent aussi on doit déplorer la timidité pusillanime des chirurgiens qui laissent ce mal affreux poursuivre, au milieu de douleurs affreuses, l'infortuné qui en est atteint, lorsqu'ils pourraient, par une opération hardie à la vérité, éloigner ou prévenir de fâcheux résultats.

La matière que je viens de traiter étant très-intéressante pour celui qui cultive les maladies des yeux, je n'ai pas voulu me borner à mes propres observations et à mon expérience; j'ai dû emprunter, pour la rédaction de mon Exposé, qui est encore loin d'être complet, des articles des meilleurs auteurs qui ont écrit sur ce sujet, afin de ne pas dénaturer ce que j'ai voulu exprimer. Il reste encore beaucoup à dire sur ces terribles et cruelles maladies, malgré les écrits de *Scarpa* et de tant d'autres.

TUMEURS DANS LA CAVITÉ ORBITAIRE.

Les tumeurs qui se développent dans la cavité orbitaire sont de différentes natures, et offrent des formes variées dont le diagnostic est aussi difficile à constater, qu'il est difficile à la pathologie ophthalmique de rien pronostiquer sur le résultat opératoire. Quelques-unes de ces affections ont pour caractère spécial de propulser, de chasser le globe de sa position normale. Quand la tumeur est placée au fond de l'orbite, derrière le globe de l'œil, celui-ci est poussé au dehors, en tombant sur la joue (1), tandis que la tumeur, placée au bas, pousse

(1) Voyez la planche 3, fig. 1.

le globe en haut sous la paupière supérieure (1). Nous venons de dire que le diagnostic et le pronostic sont les points les plus épineux pour l'opérateur ; aussi, quelques-uns prenaient cette propulsion pour une *hydrophthalmie*, d'autres pour une *hypérostose*, *exostose*, *ostéosarcome*. Les tumeurs que nous allons décrire, rencontrées dans notre pratique, nous les nommerons *orbitocèle exophthalmique*. Ces tumeurs produisent presque toujours l'*exorbitisme*, c'est-à-dire, l'expulsion du globe de sa place ordinaire, et assez souvent l'immobilité de cet organe par la compression. L'exorbitisme entraîne une grande difformité, lors même que cet organe n'est point affecté dans sa structure ; mais malheureusement, la compression ou le tiraillement du nerf optique, pour conséquence l'amaurose, heureuse quand elle n'est pas circulaire autour de ce nerf ; dans ce cas, ces fonctions cessent pour jamais, surtout si la compression a été forte et a duré long-temps. Cependant nous avons recueilli des faits constatant que la cécité amaurotique, en pareilles circonstances, peut cesser et la vision reprendre progressivement son énergie, dès qu'on est parvenu à ramener le globe oculaire dans sa place primitive par l'extirpation de la tumeur. On sait par la connaissance de la structure du nerf optique, que son tissu peut subir un certain degré

(1) Voyez la planche 2, fig. 1.

d'allongement qui produit une suspension passagère de ses fonctions, sans qu'il en résulte une altération définitive de la substance (1). En effet, l'organe générateur de la rétine ne fait, dit Muller, dans quelques circonstances, que déployer ses courbes, se rectifier, s'alonger et permettre au bulbe oculaire de s'avancer, sans pour cela cesser de conserver ses relations normales avec l'encéphale et avec la sphère visuelle; de là, on conçoit, par conséquent, de quelle importance il est, pour la pratique, d'étudier et de pondérer avec l'attention la plus minutieuse les circonstances des tumeurs intra-orbitaires pour ne pas se décider, avec trop de précipitation (2), à sacrifier intempestivement un organe dont la faculté sensitive pourrait n'être que simplement suspendue. On a vu la suspension passagère de la vue se rétablir, après avoir détruit la cause, c'est-à-dire, après l'extirpation de la tumeur, ainsi que nous venons de le dire. Lorsque la tumeur est placée à la partie inférieure orbitaire, comme celle de la demoiselle Liesback, âgée de 5 ans, ou sur le côté, à l'angle externe ou interne, elle est appréciable à la vue, au toucher; il est facile de la reconnaître par le tissu dis-

(1) Ce qui serait indubitablement arrivé chez la demoiselle de M. Liesback, ainsi que chez Remy.

(2) Ce qu'aurait dû faire l'oculiste Wansoerbrock qui a opéré la demoiselle Liesback, au lieu d'extirper le globe entier, comme il a fait.

tendu (1) qu'on aperçoit entre l'œil et l'inférieure de l'orbite, proéminent assez souvent et mobile au toucher. Une circonstance reconnue est que ces tumeurs ont leur siége le plus ordinaire entre le globe de l'œil et la moitié antérieure de la paroi inférieure de l'orbite. Elles ont quelquefois différens sacs ou communications distinctes, dont chacune peut contenir une matière particulière. J'en ai rencontré une couverte de poils, comme nous l'avons déjà dit. Mais ceci n'empêche pas l'opérateur habile de les extirper les unes après les autres, et la guérison de se réaliser, comme s'il n'existait qu'une seule tumeur. Mais il est difficile de décider *à priori*, d'une manière certaine, de la nature et de l'existence d'une ou de plusieurs parties. Dans l'acte de l'opération, on doit se conduire selon le contenu et la nature de la tumeur. Lorsque l'œil est poussé en avant, on doit présumer que la tumeur est placée derrière le globe et au fond de l'orbite (2); si l'œil est dévié vers le haut, la tumeur doit être placée en bas, *et vice versâ ;* enfin, c'est d'après la position du déplacement de l'œil qu'on doit juger de la propulsion. La cause de ces diverses tumeurs est difficile à connaître : un coup porté sur l'orbite, une contusion, un frottement répété leur ont souvent donné naissance ; les scrofules doivent participer

(1) Voyez planche 2, fig. 1.

(2) Comme chez Remy. Planche 3, fig. 1.

à leur développement ; aussi, rencontre-t-on ces affections plutôt chez les enfans que chez les vieillards. Celui qui pourrait expliquer, sans se tromper, la formation de ces tumeurs, rendrait un grand service à l'humanité. Le caractère de ces affections tient à un développement hypertrophique de la graisse ou de quelque petite glande, même de la glande lacrymale. L'œil se déplace petit à petit; la vision, troublée d'abord, finit par se perdre totalement, au fur et à mesure que le mal fait des progrès. L'organe est rejeté du côté opposé à la tumeur. Dans le commencement, la personne qui en est atteinte ne tarde pas à voir les objets doubles, et une espèce de myopie se déclare, difficulté à tenir l'œil ouvert à la lumière, *photophobie ;* l'exorbitisme commence à paraître, sans laisser apercevoir aucune tumeur apparente ; la cécité remplace (la diplopie), le mal continue à faire des progrès, et si la tumeur est placée entre la paupière inférieure et le globe de l'œil, elle devient plus apparente. Quand l'exorbitisme est direct, aucune tumeur n'est apercevable ; alors, le diagnostic est plus obscur, même pour le pathologiste le plus consommé. Quant au traitement, l'indication en est toujours la même : c'est l'extirpation de la tumeur, la seule ressource en pareille circonstance ; il est difficile de pronostiquer le résultat. Il est vrai que si l'on pouvait distinguer avec certitude l'espèce et la nature de la tumeur qu'on se propose d'enlever, le pronostic serait plus facile pour l'enlèvement, sans que la vue ni les formes de la région en fussent aucunement compromises; mais, sans connaître la position réelle et la nature de la tumeur, comment répondre avec assurance du résultat de l'opération, sans compromettre sa réputation? Les malades ne jugent pas de la difficulté: si vous réussissez, ils vous applaudiront un tant soit peu, crainte de trop payer; si l'opération tourne mal, ils vous maudiront, vous critiqueront pour tout paiement. Qui de nous, Messieurs, n'a pas trouvé, dans sa clientelle, plus d'*ingratitude* que de *bénédictions* (1)?

Le traitement consiste en médical et en chirurgical. J'abandonne le premier, parce qu'il devient inutile dans ces sortes d'affections; quant au chirurgical, l'extirpation est le seul moyen que l'on puisse admettre, dès qu'on aura jugé à peu près de la nature de la tumeur. Quand il s'agira d'une tumeur enkystée, qui contiendra un liquide quelconque, la ponction du kyste apporte un soulagement

---

(1) *Dum cadit infirmus promitit præmia multa, sed promissa cadunt dum dolor ipse cadit. — Exige dum dolor est, nam postquam pœna accessit, audebit sanus dicere, multa dedi.*

L'homme qui souffre est prodigue de promesses, qu'il oublie bientôt lorsque la douleur est passée: exigez donc vos droits tant que dure la souffrance; car, après lui avoir prodigué vos soins, le malade que vous aurez rendu *à la santé* osera dire: *J'ai beaucoup donné.*

temporaire, et, dans quelques cas, elle peut être suivie d'une guérison radicale ; mais, si la tumeur est solide, sarcomateuse, l'extirpation entière est le plus sûr moyen pour que l'œil déplacé rentre immédiatement dans sa situation naturelle et recouvre ses mouvemens : dans quelques cas, le retour de la vue, se manifeste dans l'œil malade, quelques semaines ou un mois après l'opération, ainsi que nous venons de le dire.

Ire OBSERVATION.

TUMEUR AU FOND DE L'ORBITE.

Le nommé Remy, cordonnier, place du Marché, à Amiens, âgé d'environ 36 ans, portait, au fond de l'orbite, une tumeur qui poussait le globe de l'œil hors de la cavité orbitaire sur la joue. (Voyez la planche 3, fig. 1.) Remy me fut adressé, en 1837, pendant mon court séjour à Amiens, par M. Cheron, pharmacien, qui me dit qu'il avait été abandonné par les chirurgiens les plus renommés. Le globe de l'œil n'était plus couvert par les paupières ; celles-ci, étranglant l'œil, obligeaient de le soutenir avec un bandage : il en résultait des douleurs atroces ; larmoiement abondant ; céphalalgie continuelle ; la vision était nulle. Remy se soumit à l'opération. Placé sur une chaise, comme quand on opère de la cataracte, et assisté du docteur *Guesdon*, qui se plaça derrière et tint la tête du patient ; armé d'un bistouri convexe sur le tranchant, je fis une incision à l'angle externe, vers la tempe, de la largeur de deux pouces, parallèlement aux fibres de l'orbiculaire, de manière à pouvoir abaisser la paupière inférieure, ce qui me facilita l'exploration pour la recherche de la tumeur, que je rencontrai située au fond et profondément dans l'orbite, près du nerf optique. Je disséquai avec précaution le tissu cellulaire, couche par couche, jusqu'à la tumeur, sans intéresser la conjonctive du côté de l'œil et le plancher orbitaire. Je raccrochai la tumeur avec une forte érigne à doubles branches. J'explorai de temps en temps, avec le doigt indicateur de la main gauche qui servait aussi de guide à mon bistouri ; faisant éponger le sang au fur et à mesure, en écartant les bords de la plaie, et en prenant garde de ne pas blesser le nerf optique que je touchais avec le doigt, j'enlevai la tumeur d'une seule pièce, ainsi que la glande lacrymale devenue squirrheuse et grosse comme une forte noisette. La tumeur était de la grosseur d'une noix et de nature sarcomateuse. Je fis la réunion, par première intention, avec un point de suture, après avoir repoussé à sa place le globe de l'œil, sur lequel je plaçai un tampon de charpie imbibé d'eau fraîche et qu'on mouille à chaque instant. Les accidens inflammatoires furent très-légers et combattus par les moyens connus. La cicatrisation fut complète vers le 12e jour. La vision a commencé à se rétablir après quelques semaines. J'ai vu le sieur Remy, trois ans après, parfaitement guéri.

II. — FONGUS HÉMATODE.

En 1829, étant à Rennes, on me présenta une petite fille de 8 ans, qui portait un fongus hématode du globe de l'œil, du côté gauche. Voyez pl. 4, fig. 1. Cette enfant fut placée dans l'Hôpital-général. Je pratiquai l'opération en présence des docteurs *Duval*, *Briànt*, *Rapatel*. Une incision à l'angle externe me facilita l'extirpation entière du fongus. Voy. pl. 4, fig. 1 *bis*. Une grande perte de sang remplaça la saignée ; la suppuration s'établit et, après trois semaines de pansemens ordinaires, l'enfant sortit de l'hôpital, débarrassée de cette énorme tumeur sanguine.

III. — TUMEUR AU BAS DE L'ORBITE, QUI DÉVIE LE GLOBE DE L'ŒIL.

Voy. pl. 2, fig. 1 et 2 (1).

Au mois d'octobre 1845, étant à Bordeaux, on me présenta la petite fille Lissandre, âgée de 4

---

(1) La planche 1, figure 1re, représente la même tumeur que j'ai extirpée à un jeune homme, à la Haye, en 1828, et la fig. 2, après la guérison.

ans, née à Tonneins (Tarn-et-Garonne). Sa mère l'avait conduite à l'Hôpital-général, recommandée par M. le docteur *Crebesac*, à M. le docteur *Arthaud* (1). MM. les gens de l'art refusèrent de l'opérer ; nul doute qu'ils ne connaissaient pas plus la maladie que les deux médecins ci-dessus. J'eus plus de courage que ces Messieurs. J'opérai la petite fille en présence de plusieurs médecins, les docteurs *Ducastaing*, *Buissiron*, *Gué*, *Belloc*, *Philipe*, etc.

Une incision fut pratiquée sur la tumeur même ; je la découvris et l'extirpai ; mais le sac ou capsule resta en place. Ce ne fut que vers le huitième jour que la mère me conduisit sa fille, tout alarmée par une membrane blanche qui sortait de la plaie. Provoquée par des injections d'iode, je reconnus que c'était la capsule qui était exfoliée; je la pris avec des pinces et la sortis tout entière, et je la conservai dans l'esprit de vin ; aussi, quelques jours après, la cicatrice était complète. Je présentai la petite Lissandre à Mgr. l'archevêque de Bordeaux, qui voulut bien m'aider à accomplir cette œuvre de charité ; outre que je l'ai opérée gratis, je lui ai ouvert ma bourse : cette malheureuse était presque indigente. L'hémorrhagie n'a pas été trop abondante ; il ne s'est pas développé non plus de fièvre, malgré la secousse. Pendant l'opération,

---

(1) Voyez plus bas la lettre en réponse de M. Artaud, p. 73.

comme on doit le penser, nous fûmes obligés de retenir l'enfant de toutes nos forces.

La vision, qui avait été suspendue, se rétablit après le quinzième jour de l'opération ; le globe a repris sa place normale, il reste une petite cicatrice. (Voyez pl. 2, fig. 1, et fig. 2 après guérison.)

IV. — TUMEUR FONGUEUSE SANGUINE, ÉRECTILE.

En 1835, je me trouvai au mois de juillet, le jour de Saint-Jacques, dans la ville de Compostelle (Gallice, Espagne). Je rencontrai, dans les rues, une pauvre femme qui portait à la face une énorme tumeur, grosse comme la tête d'un enfant nouveau-né. Cette tumeur prenait sa source dans le sinus maxillaire supérieur. (Voyez pl. 4, fig. 2.) Elle était soutenue par le moyen d'un mouchoir attaché sur le sommet de la tête ; elle couvrait toute la bouche, de la grosseur d'une grenade, de manière que, depuis plus de 20 ans, on était obligé de lui passer une canule sur le côté pour pouvoir nourrir cette malheureuse avec des liquides ; elle était âgée d'une quarantaine d'années. Je la fis entrer dans le grand hôpital, qui servait autrefois pour loger quatre mille pélerins. Le directeur, M. le chanoine Balesteros, fils de l'ancien ministre de Ferdinand VII, me seconda parfaitement, en faisant placer une cinquantaine de personnes cataractées que j'ai opérées aussi avec succès. Cette femme fut étendue sur une table par-dessus un matelas. En quatre coups de bistouri, je mis à bas la tumeur, en présence de plusieurs médecins. J'avais préparé des fers rougis, que je promenais sur l'arcade maxillaire où était placée la tumeur, et je ruginai ensuite. Un grande hémorrhagie eut lieu ; je l'arrêtai avec des compresses trempées dans l'eau de Rabel. Les dents de la mâchoire inférieure étaient toutes renversées à plat sur la langue, par l'effet de la compression continuelle de la tumeur. Je recommandai à cette femme de tirer tous les jours les dents pour tâcher qu'elles reprissent leur place. Cette femme est sortie guérie, au bout de six semaines.

V.— TUMEUR DANS LA CAVITÉ ET DANS LE BAS DE L'ORBITE, CHEZ LA DEM[lle] LIESBACK, FILLE D'UN EMPLOYÉ AU MINISTÈRE DE L'INTÉRIEUR, A BRUXELLES. —MÊME TUMEUR QUE LA PETITE LISSANDRE.

La mère de cette petite vint me consulter, après 18 mois de traitement que des médecins, chirurgiens, oculistes lui avaient fait subir inutilement, parce qu'ils l'avaient traitée pour une hydrophthalmie. Je devais pratiquer l'opération, après avoir fait connaître à la mère la cause du déplacement du globe de l'œil. La jalousie s'en mêla, et deux mois après mon départ de Bruxelles, on pratiqua l'opération, qui avait été remise en faisant craindre qu'elle pouvait coûter la vie de l'enfant. (Voyez la lettre du père, pag. 75.)

TUYAU DE PIPE DE TERRE PLACÉ AUX BORDS DE LA PAUPIÈRE INFÉRIEURE, DEPUIS 18 MOIS.

Voyez Planche 3, fig. 2

Ce jeune homme vint me consulter à au mois de février 1844 ; il me dit que l'oculiste Thévenard le traitait depuis 18 mois pour une hydrophtalmie, à cause que le globe de l'œil était dévié. En examinant la partie, je m'aperçus qu'il existait une grosseur que moi-même j'avais prise pour une tumeur : je lui proposai de l'opérer, il accepta, et aussitôt que j'eus fait une incision, mon bistouri trouva une résistance, et craqua comme si je touchais l'arcade orbitaire inférieure; je continuai à pourfendre cette partie, et je découvris un morceau de tuyau de pipe de terre que j'ai extrait avec une pince : ma surprise était grande ; mais elle cessa aussitôt, quand le jeune homme me dit qu'un soir en retournant chez lui, il avait heurté sur le pavé ayant la pipe à la bouche; que la secousse qu'il reçut lui donna une forte commotion à la tête, mais qu'il n'avait plus pensé à sa pipe. La faute n'est-elle pas au chirurgien qui a donné les premiers soins au jeune homme, et qui aurait dû sonder la blessure et s'assurer si un corps étranger n'avait pas pénétré dans la blessure?

Voilà comment on se méprend sur la cause de certains résultats. Nous le répétons : peu d'oculistes savent connaître les affections oculaires ; et qui souffre de leur ignorance, de leurs erreurs? Ce sont les malades, qui en sont la victime. Pour bien juger, il faut une longue pratique, et une grande expérience pour exercer cette spécialité. Sans l'observation attentive, les théories les plus brillantes ne mènent à rien et ne remplacent pas la connaissance exacte, qui met le praticien à même de juger et d'appliquer le traitement rationnel ; aussi, un homme qui veut se livrer à la médecine et à la chirurgie oculaire, doit, avant tout, savoir discerner les diverses affections ophthalmiques, s'il veut remédier aux conséquences qu'elles entraînent.

---

(1) Mon cher docteur,

J'ai voulu faire entrer l'enfant que tu m'as adressé, à l'hôpital, mais la mère s'est refusée obstinément à se séparer de son enfant. — La consultation publique de la Société royale de médecine n'aura lieu que mercredi, et cette brave femme a besoin d'être à Tonneins avant cette époque. Ainsi, je me trouve réduit à ne t'envoyer que mon opinion sur cette intéressante petite malade.

Le globe de l'œil est intact. — La vision est encore bonne. La forme de l'œil, la couleur de ses tissus ne présentent aucune altération.

C'est donc dans les os de l'orbite ou dans les tissus qui

les séparent du globe de l'œil, qu'il faut chercher la cause de cette exophthalmie.

Avons-nous à faire à une exostose scrofuleuse syphilitique ? Malgré le tempérament éminemment strumeux de la malade, je ne crois pas à une exostose. Ordinairement l'exostose déprime l'œil dans un seul sens et détruit le parallélisme des deux globes oculaires. — Y a-t-il ostéosarcome, carie ? Cela me paraît fort douteux.

On dirait que l'œil malade se trouve poussé en avant par toute sa face postérieure, comme si tous les tissus qui séparent le globe de l'orbite étaient tuméfiés. Cet état est grave, surtout si le périoste est affecté. Il est bien difficile alors de prévenir la carie. Vu la nature scrofuleuse de cet enfant, cette phlegmasie chronique et générale des tissus de l'orbite pourrait bien se terminer, sans grandes douleurs, par la suppuration. J'ai le souvenir de deux cas à peu près analogues, très-graves en apparence, qui se sont terminés par suppuration et qui ont très-bien guéri. L'un de ces cas se présenta sur un fils de M. Labigotie, de Clairac.

En présence d'un diagnostic qui ne laisse pas que de présenter quelques difficultés, que faire, que prescrire ? Dans ces cas, il faut s'adresser au plus grand nombre d'indications possibles.

Je commencerais par couvrir l'enfant de laine. Je lui ferais prendre le sirop dépuratif de Larrey, additionné d'iodure de potassium. — Je ferais deux ou trois applications de sangsues autour de l'orbite, — des onctions sur les paupières avec l'onguent mercuriel double. — J'établirais un vésicatoire à la nuque. — J'opérerais de temps en temps une révulsion sur les voies digestives, au moyen du calomel associé au jalap.

Si, après avoir employé ces moyens pendant un temps convenable, la tuméfaction inflammatoire ne s'amendait pas, —

il faudrait hâter la suppuration par des émolliens, — et dès qu'elle serait manifeste, il faudrait lui donner issue.

Voilà, mon ami, ce que je ferais. — Cette pauvre femme n'a pas le sens commun; elle entreprend un voyage onéreux pour conduire sa fille à l'hôpital, et lorsque, contre son droit, elle a obtenu un lit pour elle, elle tourne tête sur queue et revient à Tonneins. Adieu. Mes amitiés à toute ta famille.

J. Artaud, D. M.

Nota. Par cette lettre, on voit qu'on n'a pas connu la maladie.

(2) Monsieur le docteur,

L'impression qu'a produite sur ma femme le moment des apprêts pour l'opération de l'œil de notre enfant, nous a déterminés à en reculer le moment, d'autant plus que nous ne sommes pas sans de vives inquiétudes pour une semblable opération.

Je viendrai, Monsieur le docteur, demain ou après-demain pour vous parler à ce sujet (1).

Veuillez agréer, Monsieur, l'expression de mes sentimens respectueux. Liesback.

4 Juin 1844.

(3) Je crois devoir livrer à la publicité, un fait d'une nature bien grave, et auquel on ne pourrait ajouter foi, si la preuve matérielle n'en existait pas, à la honte de ceux à qui on doit l'imputer.

Une enfant de cinq ans, fille d'un homme employé au ministère de l'intérieur, avait été traitée pendant assez longtemps par plusieurs médecins de Bruxelles, pour une affec-

---

(1) Je devais pratiquer cette opération. Mes confrères la firent renvoyer plus tard, voulant profiter de mon absence pour l'exécuter.

tion à l'œil ; mais tous les remèdes n'avaient produit aucun résultat, par la raison que Messieurs les médecins traitans n'avaient pas reconnu la cause du mal. Les parens de cette malheureuse enfant se décidèrent enfin à me consulter. Après avoir examiné l'organe malade, je déclarai que le globe de l'œil était déplacé, et que ce déplacement provenait de l'existence d'une tumeur dans la partie intérieure interne de l'orbite ; et qu'en enlevant cette tumeur, l'œil reprendrait sa place naturelle, et que la vision ne tarderait pas à se rétablir. J'offris ensuite de communiquer mes observations aux médecins traitans, et de procéder à l'opération, si ces Messieurs le jugeaient convenable.

Cette offre fut immédiatement faite aux médecins par les parens de la jeune fille ; mais ces Messieurs répondirent que l'intervention de M. Lusardi était inutile dans l'occurrence, et qu'ils savaient ce qu'ils avaient à faire. Or, savez-vous ce qu'ils ont fait? Ils ont *extirpé* l'œil prétenduement malade, et ils ont si bien *taillé* dans l'orbite, qu'il serait impossible d'y placer un œil artificiel.

Cette belle opération qui doit être placée parmi les *hautes œuvres* chirurgicales, a été faite *sans le consentement et à l'insu des parens*, et ce n'est que quinze jours après l'*opération* que ceux-ci ont su que leur enfant avait un œil de moins !....

Un fait de cette gravité, M. le rédacteur, fait faire de bien tristes réflexions. Il est terrible de penser qu'il suffit à un homme d'être porteur d'un diplôme de médecin, pour pouvoir disposer sans contrôle et sans aucune responsabilité, de la santé, de la vie de toute personne qui lui tombe sous la main !.... Dans le cas présent, voilà une malheureuse enfant défigurée d'une manière hideuse par le fait de la honteuse ignorance et du sot amour-propre de gens que la loi ne peut ni poursuivre ni atteindre.

Je me permettrai cependant d'ajouter, M. le rédacteur, qu'un médecin ou un chirurgien qui fait une opération de cette nature, doit tenir à la disposition de la commission médicale l'organe prétenduement malade, qu'il a cru devoir extirper ou amputer. Agir différemment, c'est s'exposer à être accusé d'avoir extropié sans nécessité une personne guérissable ; c'est encourir et mériter le blâme universel.

Les deux circonstances, 1° que l'œil a été extirpé sans le consentement des parens de la jeune fille ; 2° que les médecins *exécuteurs* (1) n'ont pas soumis l'organe extirpé pour faire constater par la commission médicale son état maladif, suffisent, je pense, pour autoriser une action en dommages-intérêts contre des hommes qui ont mutilé, comme à plaisir, une malheureuse enfant.

Bruxelles, juin 1844.

(1) M. Vansoesbrock, oculiste du Roi.

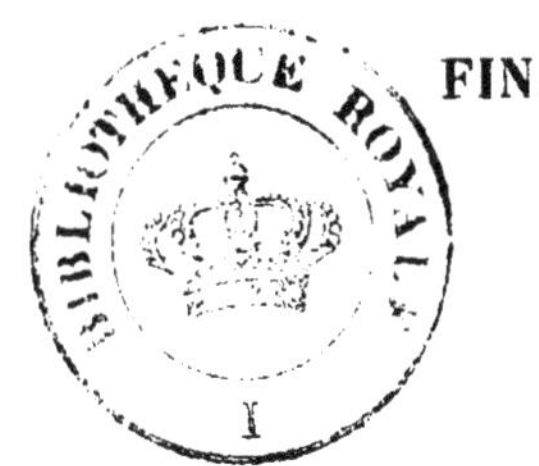

FIN.

TABLE.

Pag.

FIN DE LA TABLE.

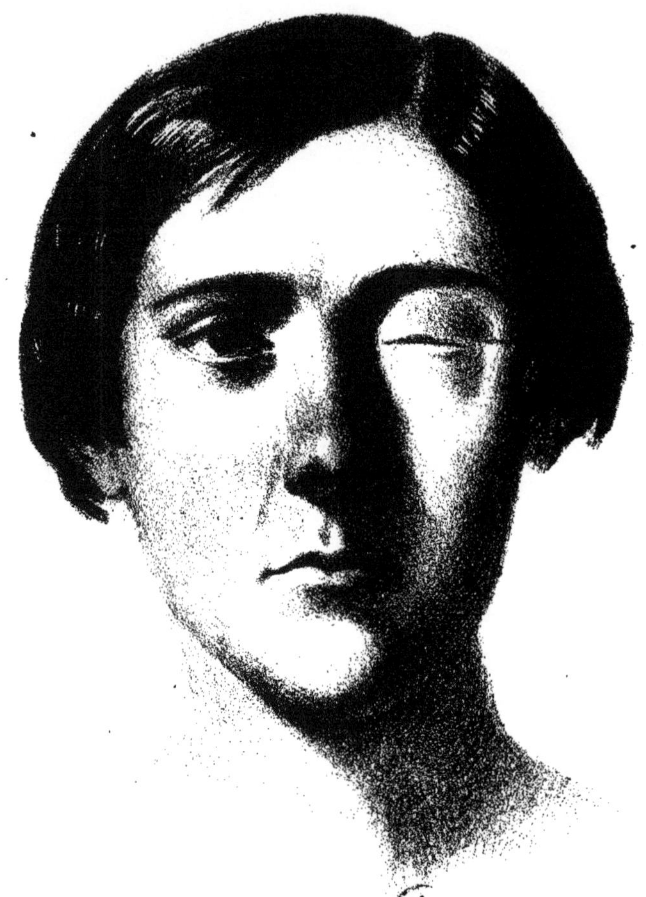

Fig. 2.

Après la guérison.

Lith. de Boehm, à Montpelli

PL. 1.

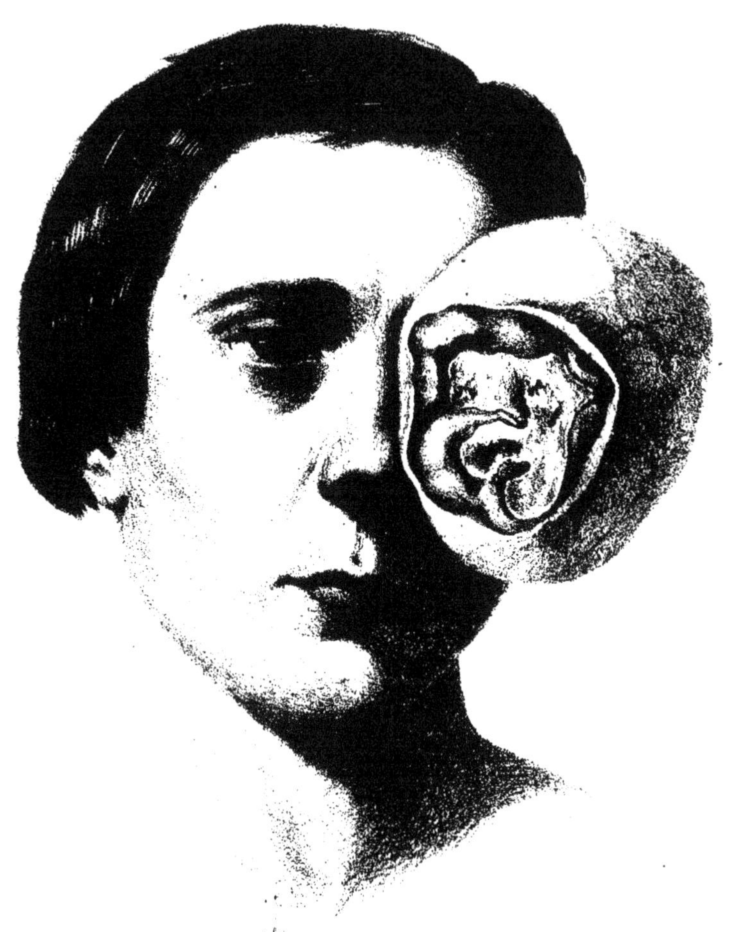

Fig. 1.

Avant l'opération.

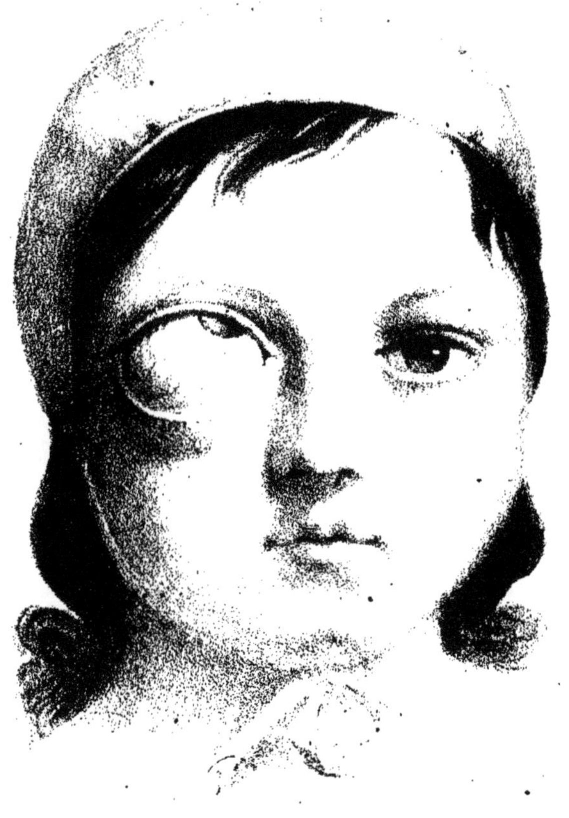

Fig. 1.

Avant l'opération.

Lith de Boeh

PL. 2.

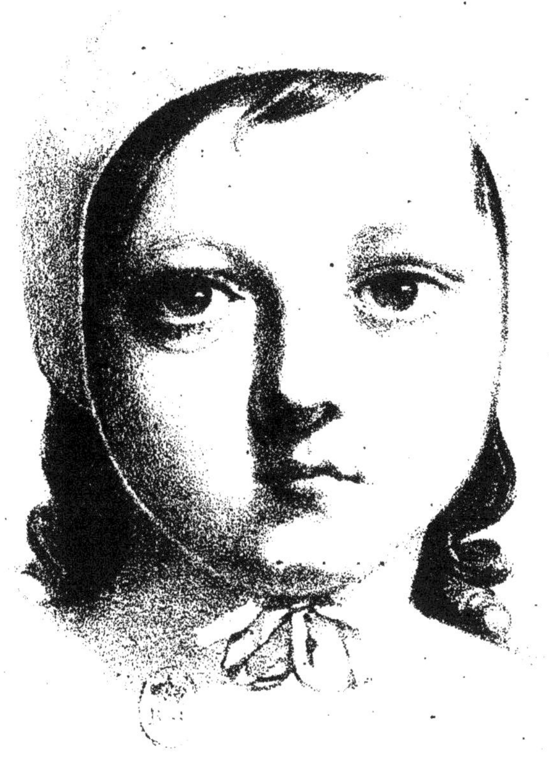

Fig. 2.

Après la guérison.

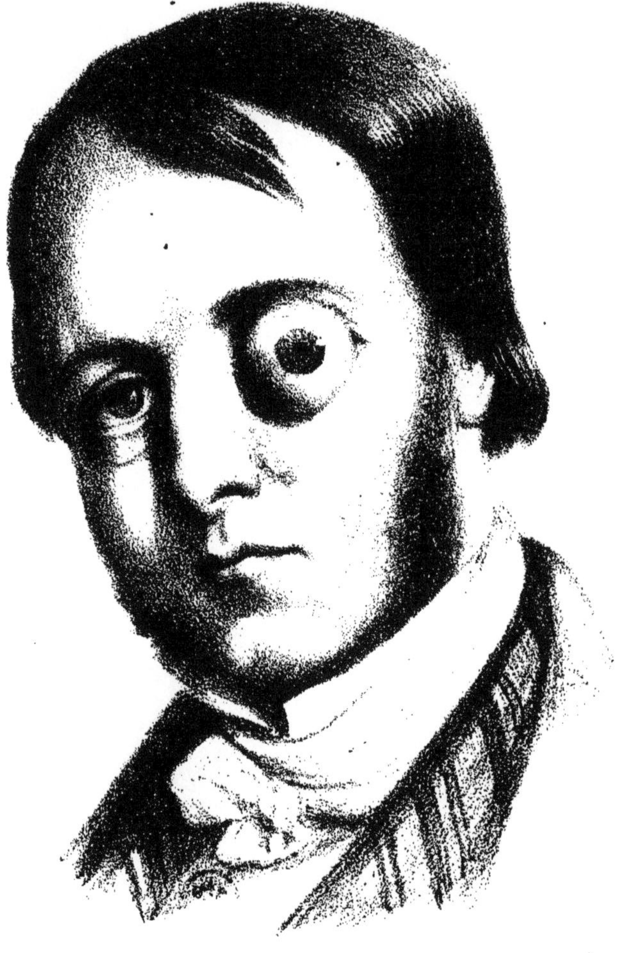

Fig. 1.

Lith

Pl. 3.

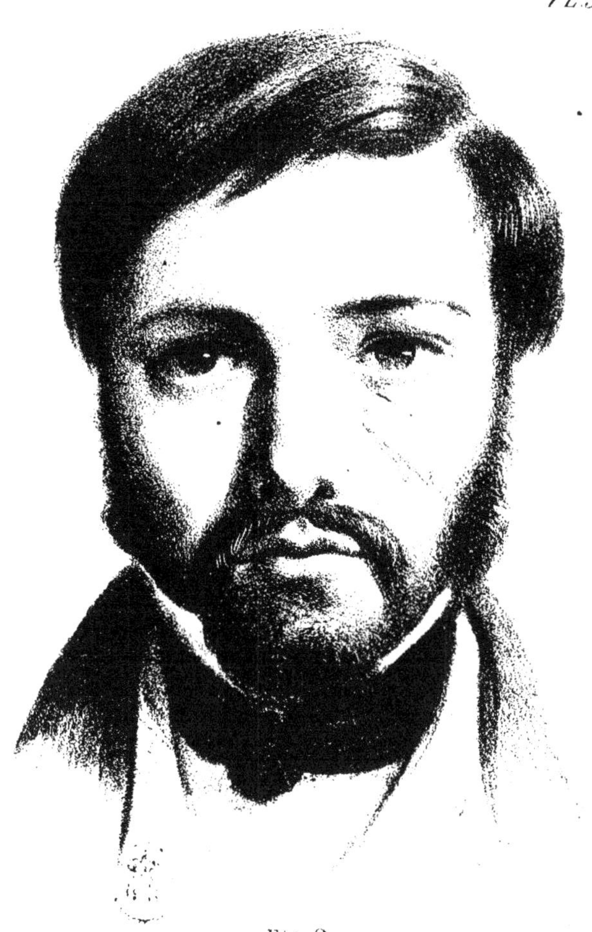

Fig. 2.

Nota Le dessinateur ayant, par erreur, placé le tuyau trop loin de l'œil, il faut le supposer représenté à la hauteur et dans la direction du petit trait.

Boehm, à Montpellier.

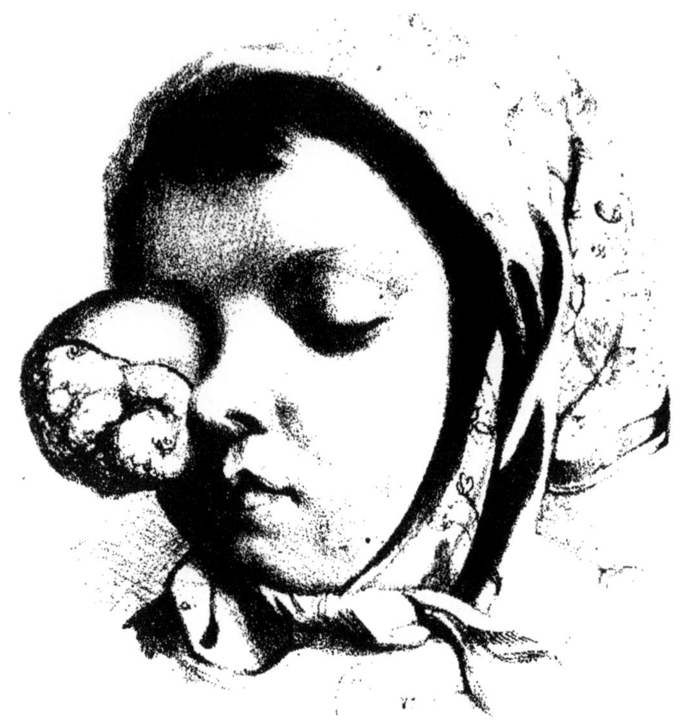

Fig. 1.

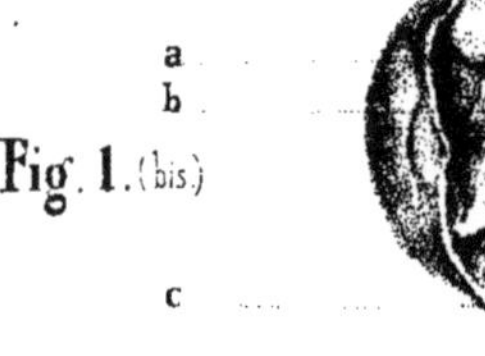

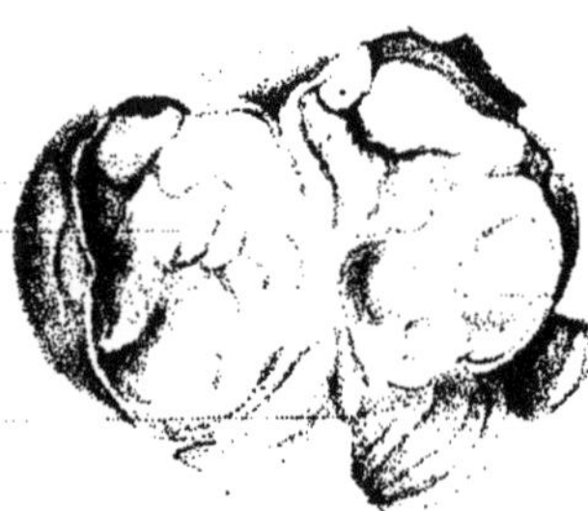

Fig. 1. (bis.)

a Sclérotique.
b Chambre postérieure
c Nerf optique divisé
d Cornée transparente
e Cristallin dégénéré
f Choroïde.
g Matière cérébriforme
h Tache jaune de Sömmerring
i Matière sarcomateuse

PL. 4.

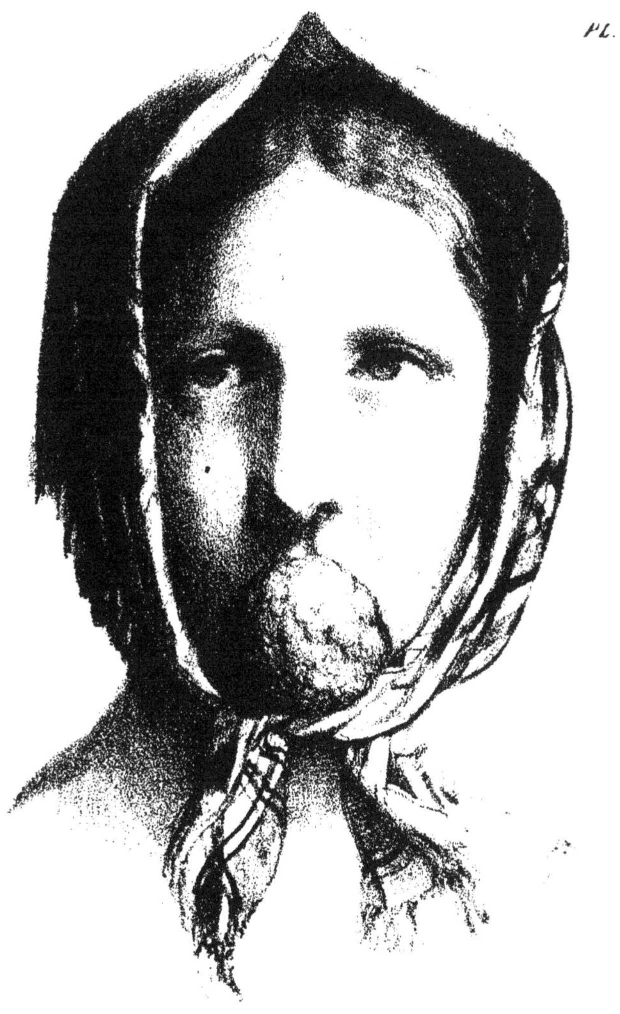

Fig. 2.

...mpellier

www.ingramcontent.com/pod-product-compliance
Ingram Content Group UK Ltd.
Pitfield, Milton Keynes, MK11 3LW, UK
UKHW020933180726
13838UKWH00002B/922